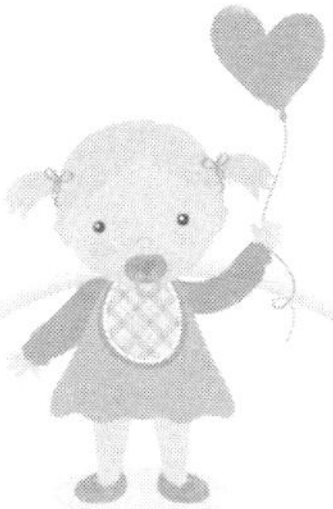

# 影响生育的日常生活细节

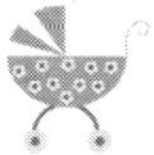

沈浣　郑兴邦◎主编

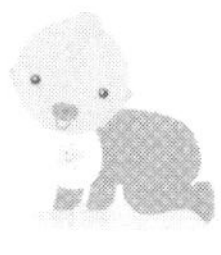

长江出版传媒
湖北科学技术出版社

图书在版编目（CIP）数据

影响生育的日常生活细节 / 沈浣，郑兴邦主编.
—武汉：湖北科学技术出版社，2017.7

ISBN 978-7-5352-8403-7

Ⅰ. ①影… Ⅱ. ①沈… ②郑… Ⅲ. ①生育－基本知识 Ⅳ. ①C923

中国版本图书馆CIP数据核字(2017)第051026号

责任编辑：黄国香　　装帧设计：胡博

出版发行：湖北科学技术出版社

地址：武汉市雄楚大街268号

（湖北出版文化城B座13~14层）　　邮编：430070

电话：027-87679468　　网址：http://www.hbstp.com.cn

印刷：湖北新华印务有限公司　　邮编：430034

开本：787×1092　1/32　6印张

版次：2017年7月第1版　　第1次印刷

字数：250千字　　定价：29.80元

# 主 编 简 介

沈浣，主任医师，博士生导师，北京大学人民医院计划生育与生殖医学科主任，中华医学会生殖医学分会副主任委员。

1961年4月生，1982年毕业于徐州医学院临床医学系，获医学学士学位，1984年至1987年在中国医学科学院协和医科大学获得妇产科专业硕士学位，2003年在北京大学医学部组织胚胎学专业获医学博士学位。自1982年以来一直从事妇产科临床及科研工作，1998年开始从事生殖医学工作，建立了生殖医学实验室，较早开展了人类辅助生殖技术。全面负责生殖医学中心的医疗及科研工作，参与并完成了国家重大基础规划（973）项目——中国人口出生缺陷的遗传与环境可控性研究；973项目——胚胎干细胞向胰腺β细胞分化；北京市科委重大项目——干细胞临床研究与产业化；211工程——人胚胎干细胞建立。

# 《影响生育的日常生活细节》

## 编写委员会

主编　沈　浣　郑兴邦

编委（按姓氏拼音排序）

丁焕飞　范丽娟　姜丽杰　侯艳茹　李嘉琪

申萌萌　石　峥　王艳槟　徐　欢　闫　论

赵永平　周　红　甄宏丽

# 目录 Contents

## 第二章 日常生活习惯与优生优育

# 前言 Preface

## 生 育 的 奥 秘

生命的诞生，是这个世界上最为奇妙的事件之一。女性的卵巢里有大量的卵子，这是孕育新生命的种子，内部储存着来自母亲的遗传物质。在女性的胎儿时期，这些卵子就已经存在，出生时卵巢就准备好了一辈子所需的全部卵子，一生中不再有新的卵子产生。这些卵子按照各自的生命周期有序地发育，在女性的生育年龄，每个月经周期中都会有一个卵泡发育成熟，卵泡破裂后释放出其中的卵子，为受孕做好准备。输卵管伞端触须样结构，会敏捷地捡拾卵子，把卵子送到输卵管内部宽敞的壶腹部，就在这里静静地等待精子的到来。排卵前女性的体内还会出现一系列变化，为迎接精子的到来做好准备，阴道分泌物呈现一种稀薄透明的拉丝状，宫颈口微微打开，允许精子在短暂的时间内通过。

精子在男性的睾丸中形成，睾丸中的精子工厂以难以置信的速度源源不断地生产出大量精子，每3个月所有的精子都会被更新换代一遍。性交射精后，数百万的精子进入女性阴道，精子的头部储存有来自父亲的遗传物质，不停旋转的尾部产生动力，驱动精子在女性体内开始长途跋涉，向远处的卵子奋力前行。女性的生殖道对精子来说就是崎岖凶险的暗流险滩，绝大多数的精子都会在征途上被淘汰，只有那些最强壮、最优秀的精子才能到达卵子身边，当那个最幸运的精子进入卵子体内后，卵子的外壳立即变得坚硬起来，其他的精子统统被拒之门外。

精子和卵子的相遇是男人和女人在细胞水平上的第一次约会，完成使命的精子尾部被遗弃，只有精子的头部进入卵子，当精子头部携带的来自父亲的遗传物质与卵子中来自母亲的遗传物质融合在一起的时候，一个新生命就诞生了。这一神秘的受精过程发生在输卵管的壶腹部，在输卵管的内部有数不清的微小纤毛，它们朝着一个方向整齐摆动，就像传送带一样，把受精卵朝着子宫方向缓慢运送，在这个过程中，受精卵不断分化，细胞越来越多，经过5～6天时间，到达子宫时受精卵已经分裂成一团密集细胞的囊胚。囊胚进入子宫腔后，悬浮在空中，寻找最肥沃、最舒适的位置落脚，挖个坑慢慢把自己完全埋在内膜中，完成着床的过程。在适宜的环境下，这颗种子就会慢慢生根、发芽、开花、结果，十月怀胎之后，一个新生命便初见天日。

女性卵巢中库存的卵子数量在一生中不再增加，每天都有大量的卵子在死亡。当卵巢里的卵子用完，就意味着生育能力的消亡，女性就进入了绝经期。女性年龄越大，卵巢中卵子的年龄也越大，卵子的质量也越差，不孕、胎停、流产、新生儿出生缺陷的发生率也越高。所以，女性应该在最佳的生育年龄完成生育任务，才能保证孕育一个健康聪明的宝宝。

输卵管是精子卵子相识相恋的场所，输卵管的一路畅通和功能正常对顺利怀孕非常重要，如果输卵管阻塞，精子卵子无法见面，会导致不孕。如果输卵管功能不好，输卵管伞端不能精确捡拾卵子，纤毛不能按时把受精卵送回子宫，就会导致不孕或宫外孕。女性应该尽可能避免人流、盆腔炎等伤害输卵管健康的危险因素，保护输卵管的健康。

子宫内膜是受精卵生长发育的土壤，当受精卵到达子宫时，只有遇到足够厚度、营养丰富的肥沃土壤，才能顺利生根发芽，健康成长。反复多次的人流对内膜的健康是致命的，手术操作以及宫内感染对内膜根部的损伤，会让内膜失去自我修复的能力，这片宝宝赖以生存的土壤将变得菲薄、贫瘠，甚至一片荒芜，不孕、流产甚至产科大出血都与病态的内膜脱不了干系。子宫内膜的这些问题治疗起来非常困难，也是医生和患者同时面对的难题。做好避孕措施、避免意外怀孕、小心呵护内膜健康，是避免陷入这个困境的唯一办法。

# 第一章

# 备孕攻坚战

# 有 备 而 孕

准备怀孕前，做一次全面的孕前检查非常重要，可以了解夫妻双方的身体是否适合怀孕，是否能够为宝宝提供一个健康的生长发育环境，以便合理准备受孕（简称备孕）。孕前检查一般包括以下3个方面的内容。

## 1. 准妈妈是否健康

怀孕和分娩对女性的身体是一次严峻的考验，身体的各个器官、各个系统都要面临双倍的工作负担，有些疾病在非孕期没有什么表现，在怀孕期会迅速加重甚至因危及孕妇生命而不得不终止妊娠。对于超过35岁的高龄女性，做一次全面的孕前体检更加重要，发现疾病，控制病情，健健康康备孕。重点要检查心、肝、肾、肺等重要器官的功能，检查是否患有糖尿病、高血压、心脏病、贫血、宫颈病变等常见病。主要内容有抽血查肝功能、肾功能、血糖、血常规等；腹部超声检查、尿常规、血压、心电图、宫颈防癌筛查等等。需要重点提醒的是痔疮的检查，怀孕后由于子宫增大，压迫静脉，导致下肢静脉回流困难，很容易出现下肢、外阴静脉曲张，痔疮加重。如果女性在怀孕前就有严重的痔疮，孕期病情会变得非常糟糕，治疗起来也会很困难，因此有痔疮的女性应该在孕前做一次认真检查，必要时彻底治愈后再怀孕。

## 2.夫妻双方是否患有某些特殊疾病有可能通过怀孕传染宝宝

有些特殊的病原微生物感染会通过精子携带或者胎盘垂直感染宫内的胎儿，让还没出生的宝宝就患上这些疾病，严重的还会导致胎儿停止发育或者出现各种发育畸形。这类疾病常见的有：乙肝、梅毒、艾滋病、淋病、衣原体、风疹、弓形虫感染等等。如果夫妻双方正在处于疾病的活跃期，就应该推迟备孕，夫妻双方积极、规范治疗，等完全康复后再备孕。常用的检查方法是需要抽血和生殖道分泌物检查。这里需要特别提醒的是孕前口腔检查，口腔疾病与孕期健康关系密切，当孕妇患有牙周炎、牙龈炎时，口腔内的细菌很容易通过血液循环到达胎盘部位，使胎盘功能下降，最终导致早产或低体重儿出生。如果孕前就有的牙病在孕期加重，治疗用药以及牙片拍摄都会对胎儿健康带来风险，所以，全面的口腔检查和治疗口腔疾病是孕前检查的重要内容。

### 3. 是否存在某些导致不孕的疾病

男女双方有些疾病会给怀孕造成困难，而这些疾病是可以通过孕前检查早期发现，也可以通过简单的治疗得到改善的。比如：男方的精液异常、女方的多囊卵巢综合征、甲状腺功能异常等，这些疾病在平时可能没有表现，但会使备孕遇到困难，如果孕前能够得到积极治疗，会大大提高备孕效率，预防不孕的发生。

医院的生殖科、妇科，或体检中心都可以做孕前检查。女性最好在月经中期（排卵期）做孕前检查，这时候做超声检查可以判断卵泡发育好不好，子宫内膜厚度够不够。空腹抽血、白带检查、宫颈癌筛查都可以同时完成。男性最好在排精后3～5天检查精液，比较准确。

# 年龄——不可逾越的鸿沟

随着人们婚育观念的改变，城镇化的影响以及生活工作压力的增加，选择晚婚晚育的夫妇越来越多。中国古代，女子15岁称为“及笄”。“笄”，即结发而用笄贯之，表示已到出嫁生育的年岁。而现代社会，很多女性都选择30岁以后结婚生育，环顾周围，35岁以上甚至40岁以上没有要孩子的比比皆是。究其原因，或者无心仪对象，想要继续择佳偶而从之；或者想继续享受二人世界，害怕要孩子后负担加重，无自由时间；或者为单位“白骨精”（即白领、骨干、精英），工作压力大，想在事业有所建树再考虑繁育后代之事，诸如此类种种原因。然而，对于女性来说，生育真的可以一直等下去吗？答案当然是否定的，俗话说“岁月不饶人”，女性是有着自己最佳生育年龄的。

女性最佳的生育年龄为23~30岁，这个阶段女性身体发育完全成熟，卵子质量高，怀胎生育、分娩危险小，胎儿生长发育好，早产、畸形儿和痴呆儿的发生率最低。20岁以前，女孩身体还未完全发育成熟，不适宜生育。而超过了30岁，尤其35岁以后，女性的卵巢功能就会出现衰退，不容易怀孕，同时胎儿染色体异常概率增加，流产或者胎儿畸形风险增加，母婴并发症风险也会随之增加。

女性的原始卵泡是与生俱来的，新生儿两侧卵巢就有70万～200万个原始卵泡，到青春期约有4万个原始卵泡，同时出现规律性的排卵。1个月经周期有多个卵泡发育，但一般只会有1个优势卵泡发育成熟并排卵，其余卵泡则闭锁退化。据统计，一个女性一生只会有400～500个卵泡会最终排卵，所以可以想象随着年龄增长，卵巢内卵泡储备量是逐渐减少的，尤其在35岁以后，卵巢功能会出现急剧的下降，卵泡数量就会以2倍以上速度减少，同时质量差的卵子比例也会增加。卵泡数量的减少，医学上术语叫作“卵巢储备功能下降”，即意味着怀孕概率的下降。

同样，随着女性生育年龄的增加，卵子质量的下降，胚胎染色体异常的概率也会逐渐增加，即意味着自然流产，生育畸形胎儿的比例也会逐渐增加。据统计，25～29岁自然流产概率为11%，30～34岁为15%，35～39

岁为25%，40岁以上则达到50%以上。同样，生育各种先天畸形胎儿，如唐氏综合征胎儿（21号染色体三条，表现为先天智力低下，无生活自理能力），心脏畸形胎儿风险也逐年增加，所以产科对于35岁以上孕产妇，要常规行羊水穿刺行染色体检查，以排除胎儿染色体异常。

35岁以上孕产妇，即高龄产妇，本身母儿孕期风险也比年轻妈妈要高。对妈妈来说，会容易得各种孕期并发症，如贫血、高血压、糖尿病、心脏病等，这些并发症严重的话会威胁到妈妈的生命安全。生孩子过程中，也容易出现产程进展缓慢、产后出血、羊水栓塞等各种并发症，可谓危机重重。对于宝宝来说，高龄产妇孕期并发症增高，意味着孩子早产风险明显增加，早产儿呼吸系统等各个器官发育不健全、新生儿死亡、脑瘫、智力发育低下等风险明显高于足月儿。同样，新生儿宫内缺氧、胎儿宫内发育受限、新生儿低血糖、新生儿窒息等并发症也随着母亲年龄增加而增高。

很多人可能会说，我现在不要孩子，大不了以后直接做试管婴儿得了，现在不是有报道说60岁还可以怀孕要孩子的嘛。但是试管婴儿成功率也随着年龄增加而逐渐下降，35岁以前，试管成功率会达到40%～50%，而35岁以后，因为可以获取卵泡数量的减少，即使用了大剂量的促排卵药物也不一定能获得几个卵子，所以试管婴儿成功率也急剧下降，40岁以上成功率会低到15%以下，而且上文所提的流产，孕产期各种并发症也同样不可忽视。

俗话说“年年岁岁花相似，岁岁年年人不同”，世界上没有永葆青春的良药。对于女性来说，最佳的生育年龄不容错过，不能因为忙事业等各种原因而一味推迟要孩子的计划。把握最佳生育年龄，享受幸福人生！

# 月经与生育力

小霞今年24岁了，积极备孕中，但让她苦恼的是自从月经初潮开始就月经周期不正常，常常两到三个月才来1次，有一次甚至半年都没来月经，还是到医院大夫开了黄体酮才来了月经，那么月经不规律会影响生育能力吗？

先解释下月经的由来吧。月经是由下丘脑、垂体和卵巢三者之间的相互作用来调节的，在月经周期中的月经期和增殖期，血中雌激素和孕激素水平很低，从而对腺垂体和下丘脑的负反馈作用减弱或消除，导致下丘脑对促性腺激素的分泌增加，继而导致腺垂体分泌的卵泡刺激素和黄体生成素增多，因而使卵泡发育，雌激素分泌逐渐增多。此时，雌激素又刺激子宫内膜进入增殖期。黄体生成素使孕激素分泌增多，导致排卵。此期中雌激素与孕激素水平均升高。这对下丘脑和腺垂体产生负反馈抑制加强的作用，因而使卵泡刺激素和黄体生成素水平下降，导致黄体退化，进而雌激素和孕激素水平降低。子宫内膜失去这两种激素的支持而剥落、出血，即发生月经。此时，雌激素和孕激素的减少，又开始了下1个月经周期。哦，大家是不是都觉得像是在看天书呢？简单地说，月经就是子宫内膜由于卵巢分泌的激素水平变化而产生的，因此月经不规律就会反映出卵巢分泌激素水平的不正常或者子宫内膜的病变，会对生育造成影响。

第一次来月经称初潮，初潮的年龄多数在13～15岁。初潮的早晚和气候、遗传及健康状况有关，如果女孩到18岁还未来月经，应考虑为病态，要进行查治。初潮标志着青春期的开始。青春期卵巢的功能还不稳定，月经周期也不规则，初潮后，往往相隔数月、半年甚至更长的时间才再来月经，以后就逐渐接近28～30天行经一次。有规律的月经周期，其两次月经间隔的时间一般不少于20天或不多于45天。正常月经持续的时间为2～7天，多数为3～5天。出血量平均约50毫升，但可少至20毫升，多至80毫升。月经血色暗红，因经血内含纤溶素，可防止经血凝固。流血多时纤溶素不足而有血块形成，如月经期过长或经血量过多、过少，都属异常，要进行及时诊治。

女性月经周期以月经来潮第一天为周期的开始，到下次月经来为止。周期的长短因人而异，为21～36天不等，平均约为28天。月经来潮的持续时间一般为3～7天，平均5天。月经周期又以排卵日为分隔，分为排卵前的卵泡期，与排卵后的黄体期。卵泡期长短不一，但黄体期为14天前后两天。

下丘脑–垂体–卵巢轴（HPO）中的一个或多个环节功能失调引起无排卵，是月经病的病理生理基础之一，也是不孕的原因之一，是许多患者迫切要求解决的问题。月经周期不规律那么就一定要引起注意，因为这预示着你的生育能力也在降低。月经周期性改变是反映周期性卵泡发育、排卵及黄体形成的过程，该过程受到下丘脑–垂体–卵巢轴的内分泌调节，这一生理调节过程是非常精确的。人类女性月经初潮在13～15岁，是青春期向生育期的过渡，此时身体各器官解剖、功能都发育成熟。生育期一直持续30年左右，之后进入绝经期。

月经周期延长是指周期在40～50天以上或更长一些时间。延长时间可以有规律，也可每个周期长短不定，其经期及经量一般正常。部分周期延长者主要是卵泡期延长，而黄体期一般仍维持在14～15天，即仅月经周期延长，但卵巢排卵功能仍属正常，只是月经次数较正常稀少些而已。

引起月经周期延长的主要原因如下。

（1）由于下丘脑–垂体–卵巢功能不足，使卵泡成熟期延长，或排卵功能异常有关。

（2）垂体肿瘤、多囊卵巢患者，由于垂体促性腺激素功能低落或比例失调，常常出现月经稀发或闭经。

（3）甲状腺功能不足致代谢缓慢，卵巢不能正常规律排卵。

（4）近绝经期女性常常由于卵巢功能衰退而逐渐出现月经稀发直至闭经。

（5）月经稀发或闭经同时合并有泌乳现象应首先排除垂体肿瘤的可能，这是早期诊断垂体肿瘤的一个重要依据。

月经周期延长而排卵功能正常者无多大临床意义，只是由于排卵日期不规律而不易受孕，对卵巢功能排卵不足的年轻患者应予促排卵治疗；甲状腺功能减退患者应补充甲状腺素治疗。

多囊卵巢综合征（PCOS）是最常见的妇科内分泌疾病之一，最新研究估计，育龄期女性PCOS的发病率为4%～12%。PCOS的主要的临床特征表现为排卵障碍、月经不调或闭经、不孕、多毛、痤疮、肥胖等。而其典型的内分泌特征则是：高黄体生成素（LH）/FSH比值、高雄激素血症、高雌酮血症、高催乳素血症、胰岛素抵抗等。

目前PCOS的主要治疗方向是降低LH和雄激素水平，改善胰岛素抵抗，小剂量促排卵积极助孕以建立卵泡的正常发育微环境。

引起月经周期变短的原因如下。

（1）黄体功能不全：由于相对固定的黄体期变短，使月经周期变短，该疾病多发生在生育年龄。

（2）青春期功能失调性子宫出血症：是因为下丘脑–垂体–卵巢功能未完全发育成熟之故。

（3）更年期功能失调性子宫出血症：由于卵巢功能减退所致。

（4）卵巢储备功能不良：多发生在35岁以后的生育年龄女性。

（5）部分排卵期出血较多的女性也可表现为月经频发。

卵巢早衰（POF）是指卵巢功能衰竭所导致的40岁之前即闭经的现象。特点是原发或继发闭经伴随血促性腺激素水平升高和雌激素水平降低，并伴有不同程度的一系列低雌激素症状如：潮热多汗、面部潮红、性欲低下等。

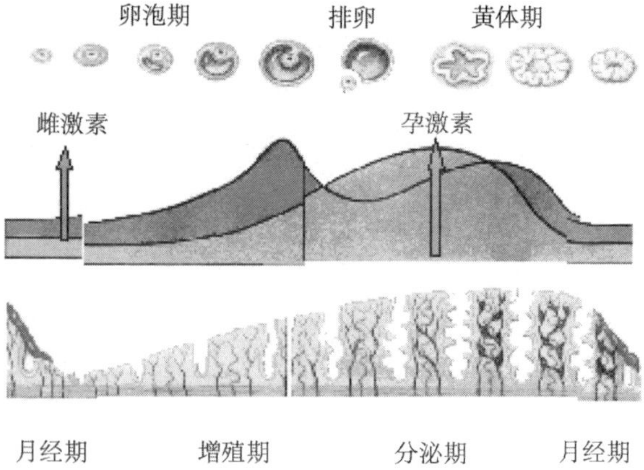


月经原理示意图

小霞去医院做了检查，诊断为多囊卵巢综合征，正由于这种疾病没有正常排卵，才导致她月经几个月都不来一次，及月经稀发。经过规范的治疗后，她现在已经怀上宝宝啦。

总之，月经失调可能预示着你卵巢功能或者子宫功能的异常，在备孕前应该积极到医院检查，做到有备而孕。

# 如何测定基础体温及其意义

人体在晨起尚未进行任何活动之前所测量到的体温称之为基础体温（basic body temperature，BBT）。通过测量基础体温，能初步了解女性是否有排卵及排卵后黄体功能的情况。正常育龄女性的基础体温与月经周期一样，呈周期性变化，这种体温变化与排卵有关。女性月经周期以月经见红第一天为周期的开始，周期的长短因人而异，为21～35天不等，其中又以排卵日为分隔，分为排卵前的卵泡期，与排卵后的黄体期。卵泡期长短不一定，但黄体期固定为14天。排卵后卵巢形成的黄体分泌黄体酮会使体温上升0.6℃左右，而使月经周期体温呈现高低双相。高温期约持续14天。

基础体温该如何测定呢？①购买一支体温计，并将基础体温计于睡前放在枕边或可随手拿到之处，于次日清晨睡醒，尚未起床活动时，放在舌下测量3分钟，并记录在基础体温表上。②早晨量计体温有困难者，可在每天某一固定时间量，切记事前半小时不可激烈运动或饮用冷热食品。③月经来潮和同房日须附加记号标示，遇有发烧饮酒过度晚睡晚起等会影响体温的状况，亦应特别记录说明。测定基础体温应注意：为了提高测量基础体温的准确性，应在每晚临睡前把体温计上的水银柱甩到35℃以下，并把它放在床头柜上或枕头边，以便使用时随手可取，尽量减少活动。如果起床拿体温计，就会使基础体温升高，使这一天的体温数值失去意义。

那么测量基础体温有何意义呢？①监测排卵。虽然在一般情况下人体的正常体温是37℃，但在不同的身体状况下也会略微有些差别。通常女性在来月经之前，体温较高，处于高温期；来月经之后，体温则相对较低，处于低温期。如果在24小时之内，体温增高了0.3～0.6℃，甚至更高，那么表示此时正处于排卵的状态。另外，基础体温也大略可以看出排出卵子的质量优劣程度。如果基础体温高温期较长，可以持续13～14天，那么就表示卵子的质量不错（图1与图2）。②协助早孕诊断。如果持续两周以上较高的基础体温，就要考虑去医院检查一下，因为有可能是怀孕了（图3）。

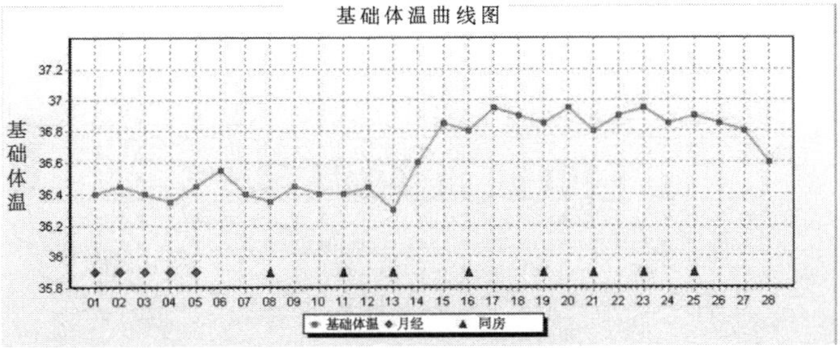


图1 双相有排卵体温

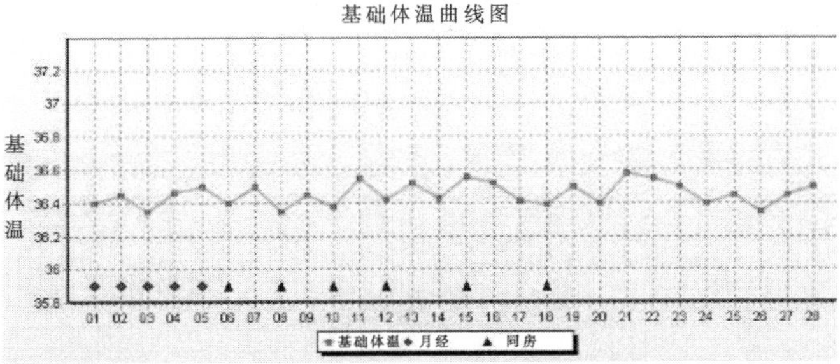


图2 单相无排卵体温

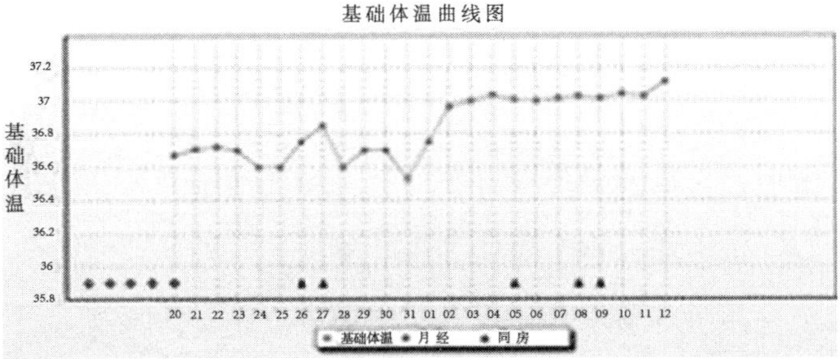


图3 受孕后体温表

# 如何补充叶酸

叶酸是一种广泛存在于绿色蔬菜中的B族维生素，由于它最早从植物叶子中提取而得，故命名为“叶酸”。它是一种水溶性维生素，是蛋白质和核酸合成的必需因子，血红蛋白、红细胞、白细胞快速产生，氨基酸代谢、大脑中长链脂肪酸的代谢都少不了它。它是胎宝宝神经发育的关键营养素，准妈妈饮食中如果缺乏叶酸，有可能导致新生儿神经管畸形、脊柱裂、胎盘早剥、贫血、早产等。

那该如何补充叶酸呢？

准妈妈应该从准备怀孕的前3个月就开始补充叶酸了，以给未来的小宝宝充足的储备。而且，孕早期也应该坚持补充，因为此时期是胎宝宝中枢神经系统生长发育的关键期，人体的神经管开始发育，神经细胞开始分裂，脑细胞增殖迅速，这个时候如果叶酸缺乏，神经管发育会不全，容易出现畸形儿。进入孕中期后可停服叶酸片，多从食物中摄取就可以了。

人体内叶酸总量为5～6毫克，但是人体不能合成叶酸，只能从食物中摄取，并加以消化吸收。但准妈妈要记住的是，一定要在医生的指导下服用叶酸片，不可盲目自行购买。因为叶酸并非补得越多越好，过量摄入叶酸会导致某些进行性的、未知的神经损害的危险增加。临床数据显示，准妈妈对叶酸的日摄入量可耐受上限为1000微克，一般每天补充400～800微克叶酸，就可以满足胎宝宝生长需求和自身需要。

现在市场上有两种叶酸剂型，一种是每片5毫克的剂型，另一种是每片0.4毫克的小剂型。准妈妈们服用小剂型的叶酸制剂，每天服用一片就够了。如果服用叶酸3个月后没有如期受孕，应继续补充叶酸直至怀孕后3个月。

另外，准妈妈准爸爸们还可以通过摄入富含叶酸的食物补充叶酸。例如莴笋、菠菜、番茄、胡萝卜、青菜、龙须菜、菜花、油菜、小白菜、扁豆、豆荚、蘑菇等蔬菜；橘子、草莓、樱桃、香蕉、柠檬、桃子、李、杏、杨梅、海棠、酸枣、山楂、石榴、葡萄、猕猴桃、梨等新鲜水果；动物的肝脏、肾脏、禽肉及蛋类，如猪肝、鸡肉、牛肉、羊肉等动物性食物；黄豆、豆制品、核桃、胡桃、腰果、栗子、杏仁、松子等豆类及坚果类食物；谷物类有大麦、米糠、小麦胚芽、糙米等谷类作物。

需要特别提醒的是，叶酸不宜与维生素C同服，否则会降低两者的吸收率，两者服药时间最好间隔半小时以上；叶酸的摄入要适量，摄入过多的叶酸不但不能起到预防胎儿畸形的目的，还可能会掩盖维生素$B_{12}$缺乏的症状，干扰锌的代谢，引起孕妇锌缺乏或者神经损害等不良后果；服用叶酸片可以干扰抗惊厥药物的作用，诱发病人惊厥发作；个别病人长期大量服用叶酸可出现厌食、恶心、腹胀等胃肠道症状；大量服用叶酸时，可出现黄色尿。

# 试孕多久没怀孕应该去医院

开始实施造人计划的夫妻，应该做好前期各项准备工作，为新生命的到来创造更好的条件。首先要做好为人父母的心理准备，夫妻双方需要进行有效的沟通，达成一致，相互陪伴、相互支持，共同去面对备孕过程中的各种变化和困难。两个人要开始做一些知识上的储备，学习一些备孕技巧、孕期保健和育儿知识，可以消除许多因为无知带来的焦虑和担心。开始调整自己的生活习惯，放松心情、释放压力、戒烟限酒、合理膳食、规律运动、早睡早起，远离工作、生活环境中有毒有害因素，双方开始补充复合维生素，当你们为了宝宝的健康共同去做这些事的时候，你们的夫妻感情、亲密关系也会变得更加美好。

备孕前3个月，需要双方做一次全面的孕前检查，了解双方的身体健康状况是否适合怀孕，了解自己的身体是否存在一些威胁宝宝健康的不利因素，了解双方在备孕过程中是否会遇到困难。如果发现问题，及时调理，健健康康去怀孕，尽可能提高备孕的效率。

女性每个月经周期中会有一颗卵子发育成熟，成熟卵子排出后24小时之内是最佳受孕时机，在这个时间段里，精子和卵子相遇才有受孕机会。也就是说，1个月中只有找准排卵日，准确安排性生活，让精子和卵子相遇是成功受孕的前提。备孕夫妇自己在家可以有很多的方法监测排卵，基础体温测定、排卵试纸监测、透明拉丝白带的观察，都有助于寻找排卵日。这些方法各有利弊，共同的缺陷是不够准确，优点是方便、简单，自己在家可以操作，不必去医院，可以让备孕更轻松。

不是每次排卵日同房一定会怀孕，如果夫妻双方完全健康，即使1个月中天天同房，怀孕的机会也就20%～25%，90%的夫妻可以在1年之内怀孕，千万不要因为几次失败就过度焦虑紧张，如果备孕1年还不怀孕，才可以诊断不孕症，这部分人大约占10%。并不是一定要等到不孕了才需要看医生，如果合并月经不规律或者既往有阑尾炎盆腔炎病史等情况，就应该到医院的生殖科或不孕不育科就诊，进行相应的筛查。同时医生可以运用经阴道超声监测排卵的方法来指导你们精准安排同房时机，1个月中同房1～2次就可以做到精子和卵子相遇，提高备孕效率。在监测排卵的过程中还可以同时监测内膜是否健康，卵泡是不是能够正常发育成熟并顺利排出，如果有问题在备孕当月给予及时纠正，证实排卵后，适当给予孕激素进行黄体支持，所有这些措施都会大大提高怀孕的机会，在医生的帮助下尽快怀孕，从某种意义上来说，也是对不孕不育的主动预防。

# 达克摩斯之剑——滥用促排卵药

我们知道，正常怀孕需要女性正常排卵，卵子和精子结合成受精卵，进而形成胚胎。一般说来，1个月只会有一个优势卵泡发育并排卵，发育成一个受精卵，所以大多数怀孕都是单胎怀孕。有些夫妇为了一次怀上双胞胎，或者屡次试孕失败，求子心切，未经正规诊治，私自购买服用“多子丸”等促排卵药。殊不知，滥用促排卵药存在极大的隐患，甚至威胁到女性的生命安全。

目前常用的促排卵药有口服的氯米芬、来曲唑，注射的尿促性素、人绒毛膜促性腺激素。使用促排卵药是要在医生诊断排卵障碍的前提下才可以应用，并且根据不同的病因使用的药物种类和剂量都有所不同。使用前需要超声排除卵巢囊肿，使用期间要多次超声监测卵泡发育情况。理想状态促排卵过程中要求一个卵泡发育成熟，如果非试管婴儿周期有多个卵泡发育，一般会建议患者放弃本次周期，以免造成多胎或者卵巢过度刺激，那么多胎有什么危害呢？什么又是卵巢过度刺激呢？

双胎怀孕相比单胎怀孕存在更多危险。首先，双胎的流产率、早产率都明显高于单胎怀孕，流产率比正常妊娠增加10%，早产率增加20%。早产儿呼吸系统等各个器官发育不健全，即使存活，脑瘫，智力发育低下等风险明显高于足月儿，成为社会和家庭的负担。其次，双胎的孕期并发症，如贫血、高血压、糖尿病、心脏病等，也明显高于单胎妈妈，这些并发症严重的话会威胁到母子的生命安全。双胎怀孕一般很少阴道生产，国内多以剖腹产手术为主，但术中也会出现产后出血，羊水栓塞等各种并发症，可谓危机重重。胎儿宫内发育迟缓、胎死宫内、低体重儿、新生儿窒息等发生率升高。而且新生儿围生期死亡率双胎妊娠比单胎高3倍，三胎妊娠比单胎高5倍，胎儿死亡率高达135‰。

麻烦的是，一些滥用促排卵的患者会出现三胞胎、四胞胎，甚至更多，双胎风险都那么大，那么这些妈妈的风险就可想而知了，到时候就会出现竹篮打水一场空的结局。针对这些多胞胎，医生会建议妈妈接受减胎术，就是将多余的胚胎吸出或者药物注射致死，想想都是挺可怕的事。虽说减胎术已经是比较成熟的手术，但谁保不齐会出现感染或者全部都流产的结局呢？所以，准妈妈们得三思而后行啊。

那么什么又是卵巢过度刺激呢？促排卵过程中如果有多个卵泡发育，就会分泌大量的激素入血，造成体内激素水平紊乱，造成血液中的水分渗透到血管外部而造成血液溶度过高，造成头晕、恶心、腹胀等症状，严重的还会出现大量腹水和胸水、心肺功能障碍、肝功能损害、血栓等并发症，甚至有生命危险。据不完全统计，即使在医生的监测下服用促排卵药，也有3%～5%的概率发生卵巢过度刺激征，其中1%的患者是严重的卵巢过度刺激征。更别说没有医生监测滥用此药，其药物并发症更会大大增高。

此外，大多数女性服用促排卵药物后会出现小腹痛、头晕、恶心、干呕、胸部疼痛等不良反应。

因此，促排卵药物具有多种副作用，因为自身一些疾病导致不排卵的女性，如果有必要使用促排卵药物来促进排卵，那么一定要在医生的指导下使用而不可滥用，避免造成严重的不良后果。排卵功能正常的女性千万不可以为了怀上双胞胎而使用促排卵药物。

# 远离情绪风暴，孕育健康宝宝

现代社会，生活节奏快，工作压力大，已很难享受古人“采菊东篱下，悠然见南山”的闲适心情，而焦虑、抑郁、愤怒等负面情绪经常占据人的内心，不仅影响人际交流和家庭和睦，还对人身心健康造成影响，对于生育的影响也不可忽视。

不良情绪是指一个人对客观刺激进行反映之后所产生的过度体验。焦虑、紧张、愤怒、沮丧、悲伤、痛苦、难过、不快、忧郁等情绪均属于不良情绪。对于生育年龄的夫妇，常见的不良情绪如下。

**【焦虑紧张】**

主要由于生育年龄夫妇处于事业家庭的上升期，工作生活压力大，精神负担重，不仅要面对工作上的重重压力，对于婚姻对于生育也存在不可预知的焦虑紧张，如果尝试的几个月未能怀上孕，则更能导致精神焦虑紧张，本来非常自然的夫妻生活视为一项任务完成，影响了性生活的和谐。即使怀孕以后出现少许的不适如阴道点滴出血，也会非常担心流产或者宫外孕，惶惶不可终日。

【沮丧抑郁】

一些夫妇因尝试一段时间不能怀孕，便觉得生活没有乐趣，自己无能，命运不幸，整日以泪洗面。

【愤怒】

目前多数育龄夫妇为独生子女，自我意识强，家庭生活磨合过程中难免会出现种种摩擦，如果再出现久试不孕，有些人不从自己身上找原因，埋怨对方种种不是或缺陷，争吵不断。

那么不良情绪会对生育造成怎样的影响呢？首先不良情绪会影响和谐的性生活，而和谐的性生活是生育的首要因素。其次不良情绪会造成神经内分泌功能的紊乱，影响女性排卵和卵巢激素的分泌，导致月经失调和排卵障碍，进而影响怀孕。国外对因不孕症就诊的患者中调查，发现有30%的患者存在情绪问题，比如焦虑和抑郁。如果再治疗不孕症同时对这些患者进行行为干预或者情感支持，其治疗后怀孕率分别为55%和54%，明显高于未采取心理干预组的20%怀孕率。不良情绪还会影响胎儿发育，造成流产，胎儿发育异常等。

那么如何消除负面情绪呢？当然，方法有很多。以下推荐几个比较常用的方法。

## 【听音乐、看电影】

轻快的音乐可以让我们的心情愉悦。当你心情不好时，可以听一听轻音乐，听一听自然的声音，你会发现，你的心情能愉悦起来。而看电影也是一样的，一部好的电影，可以让我们笑，让我们哭，让我们感动，让我们深思！通过音乐或者电影能够带动影响自己本有的情绪，让新的情绪覆盖原有的消极情绪，获得解脱。

## 【旅行】

当我们沉浸在某种情绪中时，我们很难发现外面的世界，发现其他的美好，很难走出自己的局限的空间。出去走走，感受下大自然的美好，通过观察周围身边的事物，通过改变环境和离开引起不良情绪的因素，你的消极情绪也会通过注意力的转移不断削弱。有一些不孕症患者试了很多次试管婴儿都失败了，最后放弃助孕治疗，仅仅放松身心出去旅行了一趟，就神奇地发现自己怀孕了，也正是这个道理。

【运动】

通过运动，例如慢跑、骑单车是对抗坏心情的有效方法。运动能够使人变得更加乐观开朗，在运动中能够让自己获得一种释放。运动中可以释放内啡肽等快乐激素，使人的情绪变得欣快兴奋，消除不良情绪。

【勇敢宣泄】

合理的宣泄能够让自己焕然一新，心中有忧愁、委屈、烦恼时，可向同事、朋友倾诉，以求得到劝解与帮助，去KTV大声唱歌、找个地方痛快得玩一场、大声地哭出来。抛开那些所谓的礼节与约束，让自己的痛苦释放。

【自我暗示法】

暗示作为一种心理疗法。可稳定情绪，改善心理、行为和生理状态。记得每天早上起床以后给自己一个大大的微笑。这样自己就会一天拥有一个好心情。当想要发火大动肝火的时候在心里一定要暗示自己要冷清沉着，不可以发火。当遇到烦恼时，学会暗示自己“一切都会过去”“破财免灾”“知足常乐”等。这样心情就会轻松，头脑就会冷静。

【多看积极乐观的书籍】

读书使人明智，读好书使人受益，读积极乐观的书，使人豁然开朗。说白了就是读什么类型的书就很容易是什么样的心情哦。所以我们需要正能量，需要多读积极乐观的书籍，才能更好地减少负面情绪。

当然，如果负面情绪经过自己的各种调节都无法缓解，严重影响自己的日常生活时，就应该及时到心理门诊或者专科医院就诊，接受专业咨询。

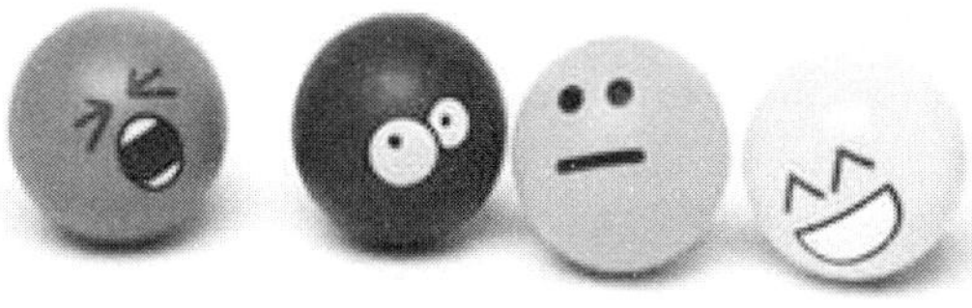

# 女性性高潮的助孕功能

生殖科学发展到现在，依然有20%的不孕不育症患者的病因是不能被发现的。这其中不乏被人们忽视的性行为本身的因素。性生活是亲密关系的润滑剂，性生活和谐的夫妻往往关系很好，性生活频率也高，长期的高质量的规律的性生活当然受孕率也高，这是不言而喻的事实。备孕夫妇大都知道排卵期同房才能怀上宝宝，也听到很多性交体位助孕的说法（科学性值得商榷），但是人们大都不知道性生活中女性获得性高潮对受孕帮助良多。

女性性高潮的时候，伴有阴道、子宫、输卵管的节律性收缩，这种肌肉的收缩使得输卵管的蠕动加速，提高了输卵管伞端抓卵的功能，只有输卵管把卵巢排到盆腔的卵子抓到输卵管里，才有可能和精子相遇，这是女性性高潮有助孕功能的第一个方面。

女性性高潮输卵管蠕动增加，不仅作用于输卵管伞端，它使整体的蠕动增强。因为精子和卵子是在输卵管壶腹部相遇受精，然后回到子宫着床，所以输卵管的通畅非常重要。输卵管里面并不是光滑的，而是有很多很多绒毛，所以柔软的且蠕动能力好的输卵管才能便于受精卵移动。这就是女性性高潮有助孕功能的第二个方面。

女性性高潮的时候盆腔充血明显，血流加速，子宫的血运丰富，子宫内膜的容受性增加，有利于受精卵着床，这一点已经得到我国生殖科专家的研究证明。

让生殖成为自然而然的性愉悦过后的一种结果吧，这是最甜蜜的事情！

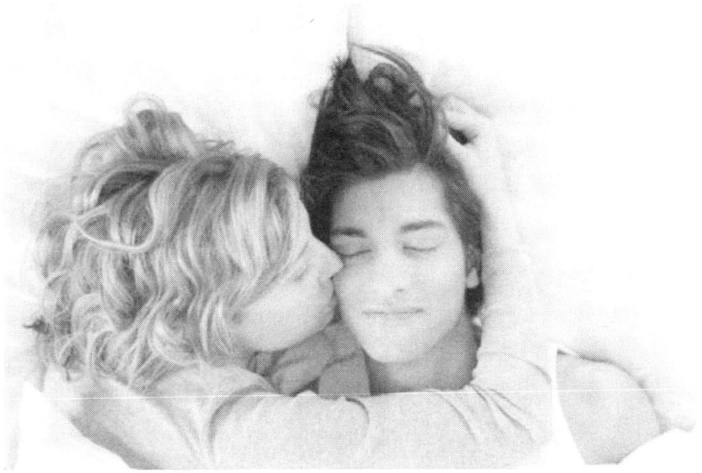

# 性恐惧笼罩的不孕

没有规律的阴茎插入阴道的性生活，女性就不可能受孕。于是，性交恐惧的妻子拒绝和丈夫发生性生活，是他们不孕不育的真正原因。这么严重的性交恐惧的女性，绝大多数是阴道痉挛症患者，大多是在恋爱期间就表现出对性交行为的明显抵触，以为婚后能迎刃而解，结果却不尽如人意。有的长达10年婚龄了，还是没有完成性交，急着要孩子的种种压力才让患者不得不来看病的。这些患者中，亲身经历过被性骚扰或性侵犯的人并不多，真正感觉到“性交疼痛”的几乎没有（因为阴茎根本没有插入成功）。她们是被自己想象出来的“剧痛”吓坏了，从而导致外阴接触到有进入阴道口可能的物体时就会出现阴道痉挛，什么东西都无法插入。“如果可以不通过性交或者经阴道的操作让我怀孕的话，这辈子我都可以不过性生活”，这是患者的原话。原因很简单，人们口口相传的都是“第一次很疼”，文学、影视等传媒宣传的也是初夜疼痛，并把这种感受和女孩的纯真关联得非常紧密，以至于让人们的头脑中已经产生联想：即首次性生活意味着失贞，疼痛是这个仪式中女人必须要克服的东西，女性是注定吃亏的、受苦的，所以女性最起码为了怕疼也要对自己的初夜慎重，如果这个男人不要你了，你就白疼了！白白付出了！在这种情况下，没有女人认为初夜会不疼，而且越纯真的女性越会疼，这说明你多么爱你的伴侣，以多么崇高的牺牲精神为他奉献了你自己。因为女性无法百分之百保住初夜见红的现象，只能把初夜疼痛作为证据了。这样就无意识地强化了“初次性生活中阴道中的感觉一定是痛觉”的概念，这几乎成了集体潜意识，让男人女人都毋庸置疑。男性会因此珍爱女性的奉献，女性会因此要求男性的忠诚。

太多的女性为了这个所谓的疼痛惧怕阴茎插入阴道的动作，甚至想起来都会很害怕，婚后很多年都无法过正常的夫妻性生活。由此导致不生育的舆论、离婚悲剧、对丈夫的愧疚感等，给她们造成了长期的心理压力，会出现一系列心理问题和（或）生理问题，比如：焦虑症、抑郁症、妇科炎症、自身免疫性疾病、皮肤病等。因此，要想消除这个错误的观念，必须从根本上解放女性的性权利，让她们享受和男性同等的权利，和男性彼此尊重。这样女性才不会因为发生自愿的性生活而感觉吃亏了、付出了、受欺负了。同时，在性教育中对处女膜的讲解必须到位。处女膜实际上就是遗传进化过程中一个遗留的痕迹罢了，很多人生下来处女膜的痕迹就很浅，没有明确的生理功能。

初次性生活对于女性来说，是一个身体被异物侵入的过程，对于特别敏感的女性来说，甚至前几次的性生活都有这种感觉，要给女性一个适应的时间。就像戴隐形眼镜的道理一样，人们最开始的时候都会对冷冰冰的镜片碰到角膜的感觉有些害怕或者敏感，但是戴了几次就找到窍门了，并适应了。因此，在这个阶段，伴侣一定要注意体贴，避免用力过大过猛，不要急于追求性生活中的花样刺激和性高潮。在最初阶段把基础打好，今后的“性福”生活长着呢。

综上所述，初夜疼痛除了极少数存在的生理结构特殊以外，是紧张恐惧疼痛的心理暗示，以及不注意性生活的健康保健造成的，并不是处女膜破裂的直接结果，更不能说是女性初夜的正常现象。初夜，对于每个人来说都是一个全新的体验，这个新的感受，如果你预期它是美好的，把它定义为性的刺激感觉，它就是正面的积极的。为了“性福”生活有个良好的开端，每个人必须具备性生活保健的基本生理卫生常识，必须尊重、体贴你的伴侣。出现了问题及时交流，自己解决不了的及时找医生或者专业人员处理，不要留下隐患。近年来，因为这类问题走进门诊的病人越来越多，说明人们已经开始关注自己的性健康和性生活和谐问题了，这是个值得欣慰的事情。

# 和谐性生活对生育的意义和如何增强“性福”指数

和谐性生活在婚姻家庭生活中扮演着无可替代的重要角色。有名无实的婚姻是可悲可叹的，而身心相悦的性生活则是连神仙也为之赞叹羡慕的。作为繁衍后代的天然途径，和谐美满的性生活无疑会为孕育健康的子代奠定良好的基础。着重表现在以下几个方面，首先，和谐的性生活建立在夫妻双方相互爱慕、相互欣赏的基础上，并需要在恋爱和婚姻生活中建立起一定的默契和共识，美满的家庭、良好的心态会使得双方激素水平维持在最有助于生育的区间之内，女性正常排卵，男性产生优质的精细胞，为孕育提供物质条件。备孕时期维持规律的性生活，有助于女性子宫内膜的规律生长周期维持，为受精卵的着床发育做好准备。其次，科学研究表明，在性生活中，如果女性能达到高潮，子宫颈会充分张开，有利于男性精子进入输卵管壶腹部进行受精。还有研究表明，女性达到性高潮的性生活后怀孕生育的孩子智商明显高于未达到性高潮组的孩子。这可能是由于性高潮时期进入子宫的精子数量增多，优胜劣汰的精子在赛跑中能够挑选出最优质的精子同卵细胞结合造成的，具体的生理机制还在研究当中。相反，不和谐的性生活对正常孕育的危害是巨大的。首先，长期在性生活中得不到应有的满足，夫妻双方过性生活的积极性会大大下降。受孕概率也会明显降低。尤其是女方，如果感觉丈夫没有在性生活中呵护和关心自己，阴道分泌物大量减少，如果此时丈夫强行过性生活，会造成性交痛、阴道痉挛甚至阴道裂伤。还会给女方留下难以磨灭的心理阴影，影响正常的婚姻家庭生活。其次，性交时间过短，女性宫颈口还没有充分张开，此时精子难以深入子宫内部，难以完成精卵结合这一神圣的过程。长期不和谐的性生活还会影响夫妻双方的激素水平，在女方甚至会出现月经不调、多囊卵巢综合征等疾病，严重影响正常的孕育过程。总的来说，和谐的性生活对健康生育的意义重大，男女双方既然成立了家庭，承担了繁衍后代的家庭和社会责任，就要充分重视性生活，明确自己在性生活中既享有表达自己意愿，向另一方寻求共同过性生活并得到充分满足的权益，也承担着共同创造和谐性生活，充分关心和满足另一半需求的义务，既要掌握现代医学中健康性生活必备的理论知识，也要在自己的生活中积极实践，尤其对新婚夫妇来说，一开始由于经验的缺乏，性生活可能并不尽如人意，要正确面对，积极解决，互相理解，互相帮助，在夫妻生活和婚姻生活中渐入佳境，在甜蜜温馨的性生活中孕育出健康聪明的宝宝。

和谐而欢娱的性生活对增进夫妻感情、保持身心健康都是十分重要的。性生活不是一方对另一方的“给予”或“接受”，男女双方都有责任和义务成为“闺房”中的主角。那么，如何达到性生活的美满与和谐呢？

首先，美满的性生活始于性生活之前。日常生活中相互关照，彼此了解，是加强夫妻感情，融洽情调，增进亲密感的最好办法。

其次，夫妻双方要对自己的性快感负责。要勇于交流、善于交流、乐于交流，敞开心扉，充分沟通。这主要是针对女性而言，女性有权对自己的性快感提出主动的要求。当精神不好、身体欠佳时，应该婉言回绝丈夫。在性生活中，要为自己找快感，并努力使丈夫明白自己的需求。

第三，不断改变性生活的方式，寻找新的乐趣。长期用一种方式，容易产生厌倦感。双方应不断创新，可以尝试不同时间、不同环境、不同地点、不同姿势过性生活，这样有助于提高性乐趣。

第四，要等待性高潮。女性在难以达到性高潮时，不妨试一试其他的方式，如自我触摸刺激、看些带性内容的书画等。

第五，应有适当的性幻想。性生活中，丈夫可以把妻子想象为自己喜爱的明星，而妻子也可以把丈夫想象成崇拜的偶像，这样，可以增加双方的性快感。

第六，需要注意不能将不满情绪带入性生活中。如果因一时争吵、生闷气或发牢骚等不良情绪，在性生活中不配合对方，或突然中止性生活，都会给今后的性生活乃至日常生活带来隐患。有性生活问题要及时请教专家。

第七，要正确看待性功能的不完善，如一方有性方面问题，切不可怕羞而讳疾忌医，那样，反而会带来更多的家庭烦恼。要主动寻求帮助，诊断确有疾病或障碍要积极治疗。

第八，从性心理来说，不要过分要求完美。有的人（特别是男子）总期望每一次性生活都完美无缺，否则不是自责就是“怪罪”对方。须知道，就是这方面的专家也难以做到这一点。莫把性生活失败看得过重。男性偶发的阳痿，女性偶然的性高潮得不到，都是正常的。不必时时挂在心上，以免产生焦虑、紧张，给以后的性生活带来阴影。最后，要善于营造温馨舒适的性爱环境。做爱环境对性生活的美满程度有着不可低估的作用。杂乱的居室、噪声的干扰、无隔离的设施等，都会严重地影响性生活的质量。和谐的性生活不但是优生优育的基础，更是维系家庭稳定幸福的生理基础和情感纽带。夫妻双方应该充分重视性生活在家庭生活中的重要地位，积极交流，互相理解，共同努力，共享乐趣，共同创造和谐、温馨、美满、甜蜜的性生活。

# 别让孕期成了禁欲期

孕期担心性生活会导致妊娠危险，或者怀孕前性生活就没找到销魂感觉的夫妻会在孕期选择避免性生活，于是出现了妻子莫名其妙的不良情绪发作，让丈夫觉得不可理喻；丈夫按捺不住性冲动选择婚外性解决问题等一系列对亲密关系有负面影响的生活事件。很多产后抑郁的女性没有意识到，孕期禁欲给她们的不幸埋下了定时炸弹。其实大家对孕期性生活存在着大量错误的性知识，在此为大家澄清一下。

现代生殖医学已经达成共识，性生活不是正常妊娠的禁忌。以前的“孕期前3个月、后3个月不可性生活，中间3个月也要尽量避免性生活”的观点已经被现代生殖医学领域推翻了。最新的共识是：怀孕不是性生活的禁忌，且无前、中、后孕期之分。原因是：前3个月流产的主要原因是胚胎质量不好，与性生活无关；后3个月早产的主要原因是病理产科问题，例如胎盘问题、宫颈管松弛等，这样的妊娠情况才是流产和早产的主要原因，而不应该归罪于性生活。因此，现代生殖医学对于孕期性生活是这样建议的：只要没有不良孕史；没有孕检中提示出的高危妊娠情况；没有避免性生活的医嘱；没有身体不适；并且有性欲的情况下，都是可以过性生活的。

孕期性生活体位是有讲究的，在孕早期孕妇的身体并没有外形的变化，性生活的体位没有禁忌。孕中期及孕后期，随着腹部增大，孕妇日常生活中的各种体位受限的感觉会越来越明显，性生活的体位当然也要讲究起来了。要避免正面挤压腹部的体位和任何插入过深而能猛烈撞击宫颈的体位：比如常见的男上位传教式、跪位后入式等。女上位可以让女士充分控制插入深度和节奏，坐位女上位对女士的体力要求不高，建议使用。侧位性爱比较缓慢，插入深度较浅，侧位后入式特别适合孕期性爱的特点——缠绵亲密而不激烈。当然，体位的选择还要考虑到个人偏好问题，具体可以咨询专家，找到最适合自己的体位。

孕期中体内激素发生很大变化，孕妇的性欲会发生非常个体化的变化，即可以变得很强，也可以变得不强，也可以没变化。所以，要按个体性需求决定是否发生性生活，不要压抑，也不要强求。孕期对于女性和男性来讲都是个特殊时期，处理好了会加深亲密感，处理不好会对婚姻有很大的杀伤力。所以，要特别注意彼此的感受，不能仅仅以女性的需求为关注点。丈夫对妻子的照顾是应该的，但是夫妻是平等的，妻子不应该以此高高在上，如果视丈夫的性需求而不顾的话，是不合适的。

孕期的性生活可以多种多样，如果夫妻任何一方不想插入性交的话，可以用手交或口交的方式来彼此满足。但是，孕期的阴道抵抗力下降，所以手交的时候要用安全套，口交的时候不要刺激阴道内部。孕期的阴道抵抗力下降，而且必须严格避免宫腔感染，所以孕期性生活必须全程使用安全套。孕期性生活以满足基本性需求，以及增加彼此亲密感为主，不以寻求刺激的激情性爱为推荐。所以，男女双方，特别是男性插入的力度和速度要控制一下，时刻注意女性的感受，夫妻之间要很好地沟通交流，有任何不适，或者阴道出血的现象应立即停止性交，必要时要去医院检查。

# 第二章

# 日常生活习惯与优生优育

# 香烟中的隐形杀手

提到吸烟的危害，大家首先想到的应该是吸烟可以导致肺部疾病，比如慢性支气管炎、肺气肿和慢性气道阻塞，甚至肺癌。然而，对于育龄期的男女而言，吸烟更大的危害在于它对生殖功能的影响。中国人讲究“传宗接代”，若是家族中某对夫妇无法生育孩子，就无法为家族“延续香火”，对世人而言，这无异于一种“生育残疾”。不孕不育症，近几年的发病率急剧上升，有害环境因素对生育产生的不良影响愈见突出，而这其中，吸烟对生育能力的影响逐渐受到广泛的重视和研究。

众所周知，香烟中的主要成分包括：尼古丁、焦油、砷、苯、丁烷、一氧化碳、氰化物等。那么，吸烟到底会怎样影响我们的生育功能呢？我们需要从男、女双方分别叙述。

吸烟对男性生殖的影响，主要是影响精子的形成。主要表现为精子密度和活力下降、畸形精子增多等。睾丸组织代谢旺盛，对香烟中的有毒及致癌物质特别敏感，动物实验研究表明，尼古丁香烟的烟雾和多环芳烃等会引起睾丸萎缩，阻止精子的发生和改变精子的形态学特点。据有关资料显示，男性吸烟者其正常精子的数量约减少10%。烟瘾较重者，每天吸21～30根烟，其畸形精子发生率显著增高；吸30根烟以上者，畸形精子发生率更高。吸烟时间越长，畸形精子越多，而且随着正常精子数目的不断减少，精子活动力也会减弱。

另一方面，吸烟也会增加血管阻塞的机会，而阴茎海绵体有许多微血管，血供不足将造成性功能变差，勃起和持久能力都受影响，早泄加重，也会阳痿。另外抽烟者的血管粥样硬化发生的概率也高。临床经验显示，抽烟者会抑制精子的生产与活动能力，受孕概率减低。

女性由于其生理特点，在某些时期（如围婚期、妊娠期）对香烟的敏感性常常高于男性，受到的危害就更大。吸烟对女性生殖的影响是多方面的。首先，在非孕期时，香烟中有很多有害因素如苯、铅、锰、多环芳烃等对女性生殖系统产生毒害作用。研究发现，烟草中的尼古丁可使女性卵巢受到毒害，使成熟卵母细胞减少，性激素分泌异常，进而导致月经周期的异常等功能失调。大量的动物实验资料认为，吸烟或烟中的有害成分会引起卵泡萎缩和生育力迅速丧失。牛津计划生育学会在生育研究中最重要的发现是，女性生育力随吸烟量的增加而呈持续明显下降。该研究对17000位育龄女性进行了11年半的研究后得出如下结论：一方面，大量吸烟会使生育力受损，每天抽10根烟以上的女性，在停止采用避孕措施后，不育率为10.7%，而不吸烟者的不育率只为5.4%。已戒烟的女性和从不吸烟的女性的生育力大致相同。可见，吸烟与女性不孕关联密切。另一方面，在妊娠期吸烟，尼古丁能引起胎儿的血压上升、呼吸频率增加，还影响胎儿的消化、泌尿生殖系统和中枢神经系统的发育。除此之外，吸烟还可增加早产、胎盘早剥、胎膜早破、胎儿低出生体重、先天畸形等风险。

因此，综上来看，可以认为吸烟对人类生育功能确有很多不良作用，且影响到生育过程的不同时期和阶段，这不仅对吸烟者本人机体有不利影响，同时也对其生育能力和后代的生长发育造成损害，不利于优生优育和下一代的健康成长。而值得强调的是，在中国，男性的吸烟比率较高，大多数育龄期女性经常暴露在“二手烟”的环境下，导致被动吸烟。因此，我们也呼吁“为了您和他人的健康，也为了我们健康的下一代，请不要吸烟！”

# 饮茶、咖啡对生育的影响

在工作压力“山大”的今天，绝大多数年轻人都会通过喝茶、喝咖啡来提升精力。咖啡因是能够对人体发挥所谓“提神”作用的有效成分，它存在于咖啡、茶、巧克力和包括可乐在内的一些饮料中。

而当今社会男女不孕不育的比例也在逐年增加，其原因是错综复杂的，随着生活水平提高，含咖啡因饮品及食物越来越多，有些说法咖啡因摄入过量不但易诱发妊娠中毒症，甚至还会导致出生的婴儿体重不足。那么，咖啡、茶到底会不会造成生育障碍？咖啡因暴露对胎儿生长发育究竟有没有影响？让我们来一同探讨。

茶叶中含有鞣酸，鞣酸可与食物中的铁结合成一种不能被机体吸收的复合物，孕妇如果过多地饮用浓茶则有引起妊娠贫血的可能，胎儿也容易出现先天性缺铁性贫血。孕妇是否一点茶也不应该饮呢？答案是否定的。因为茶叶中含有妊娠女性不可缺少的微量元素锌。妊娠期的母体缺乏锌，胎儿发育延迟或易产先天性畸形儿。因此，孕期饮茶要注意到既要保证锌的摄入，又不能影响对铁的吸收。孕妇在吃含铁食品或铁剂30分钟至1小时后，铁基本已被吸收，因此一小时后适当饮茶，特别是淡绿茶，对增强心肾功能、促进血液循环和消化、预防妊娠水肿有一定益处。美国食物与药物管理局（FDA）建议孕妇不宜饮用浓茶，以清淡的绿茶、每天不超过3克为宜。

我国咖啡的消耗量也在日益增加，孕妇饮用含咖啡因饮料的也十分普遍。早年就有学者提出，初孕妇孕前高摄入咖啡因可使生育能力下降，受孕延迟，孕前或者孕期大量摄入咖啡因可能带来不良的妊娠结局。有研究证明，在动物实验中，咖啡因可以使小鼠总受孕率降低，并呈剂量依赖性，但尚不能证明孕期或孕前咖啡因与胚胎死亡之间存在联系，也未见咖啡因暴露导致先天性畸形的发生。据《新英格兰医学杂志》发表的一份研究报告报道，咖啡因摄入量过高可使孕妇发生流产的可能性增加1倍，胎儿出生低体重的发生率也显著升高，他们的研究还表明，怀孕期间喝咖啡造成的影响比在怀孕前喝咖啡更大。

妊娠期饮用咖啡是怎么对胎儿发育造成影响的呢？咖啡因口服后主要在胃肠道快速而完全的吸收，在进入肝肠循环时会经过首过消除效应，而咖啡因首过消除效应较弱，在吸收后能完全地进入全身组织并且自由通过血脑、胎盘、血–生精小管屏障。有研究表明，妊娠期咖啡因的半衰期延长，而且由于咖啡因脂溶性高，很容易通过胎盘屏障到达胎儿体内，直接作用于胎儿。此外也有学者提出，可能是由于过量的咖啡因对排卵周期干扰。

生育一个健康的宝宝是每个家庭的愿望，生殖障碍的发生率也在逐年增加，究其原因是多因素的，环境污染首当其冲，绝非仅仅过量饮茶、咖啡就能造成严重后果，凡事都讲究一个“量”字，妊娠期女性作为一个特殊人群，应尽量减少含咖啡因饮料或食品的摄入，适当饮用清淡的绿茶，保持良好的心态，孕育出一个健康的下一代。

# 饮酒危害后代

在我国“酒”的文化源远流长，现代社会各个行业都免不了应酬，有应酬就免不了要喝酒，饮酒对其子代的影响，早在圣经里和罗马时代就已引起人们密切关注。夫妻双方在有计划孕育下一代时，要尽量避免饮酒，专家认为，低度的啤酒和葡萄酒对胎儿的影响同烈性酒毫无区别。酒精对男性和女性生殖系统均有不利影响。

有研究显示，对男性而言，饮酒与精子畸形密切相关，男性的精子形态正常率及精子头、体、尾畸形率受饮酒的影响，饮酒可使精子密度、活动率下降，随着饮酒量的增加，精子的活力和活率降低，畸形率升高，从而降低男性生育力。而精子的形成大约需要3个月的时间，男性在计划孕育下一代前，至少戒酒3个月，加强锻炼。

对女性而言，女性怀孕期饮酒会给胎儿带来严重损害。许多快做母亲的女性意识不到饮酒还会危害自己腹中的胎儿。虽然胎盘对许多物质有保护性滤过作用，但有确切证据证明，酒精可以很快地通过胎盘，因乙醇的分子量小，脂溶性高，可迅速进入胚胎，使胎儿受到酒精的直接毒害。酒精对胎儿发育的作用同时受饮酒量和饮酒方式两方面影响，一般认为，一次大量的酒精摄入其危害要远大于分次、少量、规律的饮酒。但即使微量的酒精，也能毫无阻挡地通过胎盘进入胎儿体内，使胎儿大脑细胞的分裂受阻，导致发育不全，造成中枢神经系统发育障碍，智力低下。同时，酒精也是一种导致畸胎形成的化学物质。有作者对人和动物观察发现，孕期增加饮酒量，会导致胎盘重量下降，且胎盘老化程度加速。此外，美国明尼苏达大学科学家研究结果显示，孕期内任何阶段饮酒，都可能使婴儿患白血病的危险增加。

酒精对胎儿最典型影响当属胎儿酒精综合征（fetal alcohol syndrome），它是指孕妇在妊娠期长期或大量饮酒发生慢性或急性酒精中毒，引起胎儿发育障碍或各脏器畸形的综合征。婴儿主要表现为头面部畸形、神经发育障碍、生长发育不良，甚至引起死胎、死产、自然流产、过期妊娠等情况。

而有些非计划妊娠的女性，平素嗜酒或者近期应酬性饮酒后发现自己怀孕，此时便会纠结于这个孩子能不能要，自己喝的酒对孩子的影响到底有多大。那么，在妊娠的不同阶段，酒精对胎儿的影响严重程度相同么？研究者认为：女性怀孕的最初4周里，酒精对胎儿的影响可认为是“全或无”的，但在5～12周，是胎儿器官逐渐分化形成的重要时期时候，这个阶段大量的酒精带来的后果就格外严重了，可能导致胎儿多发畸形，若怀孕3个月后继续喝酒，胎儿中枢神经系统发育将受到更多损害。在婴儿出生后若母亲饮酒，婴儿在吸奶时母体乳汁内的酒精便会渗入到婴儿的细胞，妨碍其运动神经的发育以及婴儿智力发育。

优生优育指导：女性在孕前、孕期、产后哺乳期远离酒精，男性至少戒酒3个月，加强身体锻炼，保持良好心态，对孕育出健康的宝宝都极为重要。

# 接触宠物会影响生育吗

近些年来，随着人们生活水平提高，国内家庭饲养猫狗宠物增多。大家都听说过猫狗可引起弓形虫病，还有可能造成可怕的胎儿畸形。接触宠物真的这么可怕吗？那我们首先从什么是弓形虫病开始说起。

## 【什么是弓形虫病】

弓形虫病是一种人畜共患病。弓形虫感染非常普遍，全世界有约40%成人受弓形虫感染。正常人感染弓形虫绝大多数没有症状，或者症状很轻，只有少数人初次感染时有发热、淋巴结肿大、头痛、肌肉关节痛和腹痛，几天或数周后随着身体产生免疫力，症状逐渐消失，但弓形虫形成的包囊可以在身体里存留几个月、好几年或者更长时间。但是，有严重免疫缺陷的病人，如艾滋病病人等，如果发生感染，后果就很严重。怀孕女性感染可影响胎儿宫内发育，有可能导致胎停育、先兆流产及新生儿畸形等严重后果。

## 【弓形虫是怎样传染的】

弓形虫感染途径可以是消化道传播以及与宠物接触等。吃未煮熟的肉，特别是猪、羊。几乎所有哺乳动物和鸟类，如鼠类、猪、羊、牛、家兔和鸡、鸭、鹅等，都可以传染弓形虫，而且感染率很高。人的传染来源主要来自于这些动物的肉类，如涮肉的温度不够和时间过短，其中的弓形虫没有杀死，就有传染的危险。生肉或切肉案板的污染同样可以传染。污染的羊、牛奶也可以传染。我国人口的弓形虫感染率相对较低，可能与中国人熟食肉类的习惯有关。狗也可以传染弓形虫，但是它们的粪便和排泄物都没有传染性，如果不吃狗肉就不会传染。猫和猫科动物是弓形虫的终宿主，感染的猫粪便里排出囊合子，一般持续1周至20天，更长的极少，这段时间是传染期。世界各地的调查大约1%的猫粪便内含有弓形虫囊合子。猫粪里的囊合子须在外界发育2～5天才有传染性，所以及时处理猫粪非常重要。囊合子可以在水里、潮湿的土壤里生存好几个月或更长，因而猫粪污染的食物、饮水，甚至灰尘，人吃下去都可以传染。在完全熟食肉类的地区，猫科动物是人的重要传染来源。但是，作为中间宿主的许多其他动物同样可以传播。例如有许多牧场极少有猫，也有很多牛羊感染；而且世界上还有个别岛屿没有猫，岛上居民感染率仍然很高。所以，国内有一本重要的《人体寄生虫学》书上说：由于作为中间宿主的家畜感染率很高，故从人的感染来源来说，猫粪的污染就不及吃未熟肉类为重要。

孕妇感染弓形虫可传染给胎儿，发生先天性感染。但只有在怀孕前没有感染过弓形虫的孕妇，在怀孕期间发生初次感染才有可能传染给胎儿，如果孕妇在怀孕前感染过弓形虫，那她就不再有传染的危险。

## 【先天性弓形虫感染对胎儿有哪些危险】

孕妇感染弓形虫影响大。如果胎儿在孕早期发生先天性感染，大约40%胎儿可能有严重损害，出现流产、死胎或新生儿疾病，如新生儿眼、脑或肝脏的病变或畸形，以及视网膜脉络膜炎、白内障、脑内钙化、脑积水、小头畸形、智力障碍、黄疸和肝脾肿大等。怀孕末3个月发生的弓形虫感染对胎儿损伤较小。1996年，芬兰赫尔辛基大学医院的一项弓形虫对胎儿影响的研究发现：在他们进行血清抗体检查的16733名孕妇中，只有42人是原发性感染，其中有36人接受了螺旋霉素治疗。长期随访结果，她们的孩子中共发生4例先天性弓形虫病，其中2例有严重的神经系统病变，另外2例无临床症状。其余原发性感染孕妇所生的孩子在生长发育和智力方面与其他孕妇的孩子没有不同。

总的来说，为了优生优育，女性在孕前及怀孕期间都应该尽量避免与宠物接触。家中不可避免有宠物的，应该做好宠物防疫工作。

# 塑料制品的生殖毒性

在日常生活中，我们无时无刻不被各种各样的塑料制品包围着，试想一下我们走进一家超市，从食品区到洗化区，从文具区到家电区，视野之内不乏塑料制品。我们对塑料的存在早已习以为常。对于塑料，大多数人也会有各种各样的担忧，而最担忧的问题莫过于长期接触使用这些塑料制品，会不会对我们的生育能力及下一代的健康造成潜在的危害。

目前研究发现塑料制品中对人体影响最大的化学物质是双酚A（即BPA）和邻苯二甲酸盐。美国科学家刊登于《生殖毒理学》杂志上的一篇研究显示，怀孕老鼠在胚胎着床前若暴露于高水平的双酚A，那么胚胎的运输、着床前的发育以及子宫对胚胎的接受度会受影响。在动物实验中，在雌鼠孕期暴露双酚A，研究结果表明可影响子代雄鼠生殖器官发育和精子生成质量，可能导致子代雌性大鼠下丘脑–垂体–性腺轴的调节功能障碍，对其性发育功能造成一定影响，并且这种效应可能是一种雌激素样的效应。而邻苯二甲酸盐可干扰人体内分泌，产生生殖毒性，严重的还会导致死精症和睾丸癌，危害儿童的肝脏和肾脏，也可引起儿童性早熟，以及增加女性患乳腺癌的概率等。

它们对人类健康的影响已经成为科学界和公众都极为关注的问题，多数专家达成共识：双酚A可能对胎儿或幼儿的大脑造成一定的危害。由于邻苯二甲酸盐对人类的危害基本明确，欧盟已经明确提出严禁在儿童玩具中添加此物质。但这些物质具体接触多少才能造成危害，动物试验的结果是否能够发生在人身上，目前还不能得出结论。

美国生殖医学学会波士顿年会上宣布的1项新研究称，孕期最好避免罐装食物、微波加热食物和太阳暴晒后的瓶装水以及塑料饭盒，原因是某些化学物质会使流产危险增加80%。新研究负责人、生殖内分泌专家露思·拉兹博士表示，食品包装涂料和罐装食品内壁涂层中含双酚A，容易进入食物，加热后双酚A 析出更快。塑料制品一旦受热，也更容易释放有害化学物质双酚A。孕妇过多接触双酚A 会导致流产危险增加。

然而我们每个人每天都会接触到各种各样的塑料制

品，若让公众减少对塑料制品的依赖性，是极其困难的，这不仅仅是个人习惯的问题，而是整个社会普遍的现象。现代社会不孕不育的夫妇数量在增加，其原因也是复杂多样的，塑料制品对能否导致这一代人的不孕不育，以及是否能够对下一代人生殖造成影响，仍需进一步观察。特别提醒孕妇：①应避免罐装食品。②不要用塑料容器加热食品或盛高温食物。③不要直接接触购物小票。④塑料瓶装水一旦经过暴晒，最好不要饮用。

# 装修对生育健康的影响

近年来，室内装修污染所带来的健康问题受到人们的普遍关注。而孕妇和儿童是室内环境污染的敏感人群，所以家有孕妇或儿童必须要重视室内环境污染。装修究竟会对准妈妈和即将诞生的宝宝带来哪些危害呢？该如何防范？让我们一起来了解一下。

## 【装修会产生哪些有害物质】

建筑装修材料中的有毒物质多达千种，其中对人体健康危害最大的是甲醛、苯、氨、总挥发性有机化合物、氡等。甲醛的主要来源有用作室内装修的胶合板、细木工板、中密度纤维板和刨花板等人造板材，化学地毯、泡沫塑料、涂料、黏合剂等；苯在各种建筑装修材料的有机溶剂中大量存在，例如各种油漆的添加剂和稀释剂，苯也用作装饰材料、人造板家具的溶剂；氨的污染源主要来自建筑本身，即建筑施工中使用的混凝土外加剂和以氨水为主要原料的混凝土防冻剂；总挥发性有机化合物（TVOC）污染源主要有人造板、泡沫隔热材料、塑料板材、壁纸、纤维材料等；氡有放射性，是镭钍等放射性蜕变的产物，主要来自建筑装修材料中某些混凝土和天然石材，如石材、瓷砖、卫生洁具、墙砖等材料。

**【装修对生育健康的危害】**

（1）甲醛在空气中能对眼、鼻、喉、皮肤产生明显的刺激作用。甲醛急性中毒可以引起眼泪、眼剧痛、喉痒、咳嗽、呼吸困难及窒息，同时全身软弱无力、多汗和头痛；慢性中毒可导致消化障碍、兴奋、视力模糊，甚至神经麻痹、致癌。

（2）苯于1993 年被世界卫生组织确定为致癌物。苯的健康效应表现在血液毒性、遗传毒性和致癌性3个方面。高浓度苯蒸气吸入主要表现中枢神经症状（轻微痉挛及麻醉作用），引起头晕、嗜睡、头痛、恶心。低浓度反复吸入作用主要是血液及造血功能改变及对神经系统影响，呈现为全血细胞减少症、贫血症、骨髓发育异常综合征。

（3）氨是一种碱性物质，对所接触的组织有腐蚀和刺激作用，它可以吸收组织中的水分，使组织蛋白质变性，并使组织脂肪皂化，破坏细胞膜结构，减弱人体对疾病的抵抗力。氨浓度过高时，除腐蚀作用外，还可通过三叉神经末梢的反射作用引起心脏停搏和呼吸停止。

（4）总挥发性有机化合物对人体健康的影响主要表现在感官效应和超敏感效应，会对人体产生急性和慢性的健康影响，暴露于TVOC中可导致头疼、恶心、疲劳、眩晕、胸闷等症状，严重的还可损伤肝脏和造血系统出现癌变等。

（5）放射性核素。室内对人体危害最大的放射性核素是长寿命的放射性核素放射的γ射线和氡气。可被人体吸入后，沉积于体内，它们放射出的α、β粒子对人体，尤其是上呼吸道、肺部产生很强的内照射。放射性核素还可导致高血压、白血病，具有一定的致癌性。

## 【如何避免装修的危害】

首先要注意室内有害气体的检测和净化，对于新建或装修的住房，在入住前的空置时间应尽量长，根据日本横滨大学对室内外甲醛浓度测试结果表明：建筑竣工2周，室内甲醛浓度高出室外74～160倍，竣工8个月后，甲醛浓度高于室外43倍，对于苯系物、挥发性有机物等随时间减少的趋势更为明显。其次，入住后应保持室内通风条件良好，增加室内外空气的交换频率，有条件的用户可以安装空气净化器或新风机，对室内空气中的有毒有害物质进行过滤、吸附、净化。另外，有些绿色植物有吸附、除尘和杀菌功能，可以在室内适当放一些，以减少有害物质的污染，改善空气质量。只有身体健康，才能孕育健康的下一代。

# 手机、电脑辐射是否会影响生育

辐射是一个看不见也摸不着的东西，然而在日常生活中又无处不在。很多人并不了解辐射，甚至谈辐射色变，认为辐射会导致各种健康问题，而生活中我们几乎天天都会接触到的电脑和手机这些电器也被认为是辐射的主要来源，所以有人认为应该采取各种措施来防范它们，也有许多人会担心它们影响生育能力，所以市面上一些防辐射的衣服和其他用品也随之出现。那么，生活中我们接触到的这些电器到底会不会发出辐射？这些辐射是否会对生育造成不良的影响呢？

其实我们平时所说的辐射是一个宽泛的概念。是否对健康有害，不能一概而论。所谓辐射有两种来源，一类是核反应产生的射线，这类射线分成若干类型，穿透能力各有不同。另一类就是电子运动产生的电磁波，按照频率从低到高，分别称之为无线电波、微波、红外线、可见光、紫外线、X射线和伽马射线。而依照辐射能够起的作用，大致可以分成两个类型，也就是电离辐射和电磁辐射。电离辐射包括核辐射与X射线、伽马射线。它们带有足够的能量，它可以破坏细胞内的遗传物质，对身体有明显的危害，一旦接受了过量的辐射，会导致严重的辐射病甚至危及生命。而频率比紫外线低的电磁波一般称为电磁辐射，它们没有足够的能量，无法直接破坏细胞内的遗传物质，所以其作用和电离辐射也有很大的区别。

在日常生活中，我们也会接触到微弱的核辐射，主要是宇宙空间来的宇宙射线和地球上的放射性元素带来的射线，这是难以完全避免的。但手机和电脑等电器不会放出这类辐射。这些电器在工作时能够放出的只是无线电波和微波。电磁辐射在较弱的时候，对身体没有明显影响，可见光、红外线、微波、无线电波都属于这一类。只有在辐射功率足够强大的时候才会对身体的机能产生影响。手机在通话时由于需要发射微波，所以在各种电器中属于辐射功率相对较大的，但只要是符合电磁安全标准的产品，其辐射功率也远远没有达到能够危害身体健康的程度。这方面的国家标准是，环境辐射值在12伏/米以上，才会被认为有可能对人体产生影响。而一间包含电脑等电子设备的开放式办公室的辐射值大概只有0.07~0.08伏/米，远远低于国家的安全标准。由此可见，生活中我们时时接触到的所谓“辐射”都是剂量很小，一般人群是不需要防护的。

如果经常使用手机等电器，会不会对生殖系统产生累积的影响呢？生殖功能相对身体的其他机能而言，是比较容易受到外界影响的。科学家们发现，许多因素都会对生殖系统的机能产生可观的影响，包括温度、工作强度、营养状况、精神压力等。有一些研究表明，使用大功率的微波连续照射雄性老鼠，连续一段时间后会发现其产生精子的能力下降。但对手机等常见电器而言，已有的一些科学研究并没有得到其可以造成生育力的下降的确切结论。例如有研究表明，如果每天把大鼠暴露在手机产生的微波辐射下2小时，多天以后也没有发现老鼠的生育能力有什么改变。而对人类来说，如果是正常或较频繁地使用手机，以手机的微波辐射强度，是否会造成生育能力的下降，现在依然有许多争论，迄今为止还没有被公认的结果。其中有一些观点认为，长期频繁地使用手机通话（每天2～4小时以上），可能对男性的精子数量产生潜在的影响，但也有一些研究表明，使用手机与生育能力之间没有明确的关系。对女性来说，如果长时间暴露在高强度的电磁辐射当中（尤其是由于职业因素），受孕率可能会降低，妊娠后的流产率也会上升。但在日常生活当中，我们通常使用的手机或电脑等电器，都远远不会达到可以造成影响的程度。而且随着近年来手机、电脑和无线网络的迅速普及，也并未发现人群的普遍生育能力有可见的影响。

就目前的研究结果来说，还没有可信的证据可以证明微弱的电磁辐射会对人体健康产生影响。虽然在实验室中有一些证据表明，足够强度的电磁辐射可能对动物的生育功能产生影响，但在我们日常接触到的各种影响生育的因素当中，手机、电脑等电器产生的电磁辐射都尚未达到产生可观影响的这种强度。只要我们以正常的频率使用手机和电脑，不必过度担忧这类辐射对生育产生影响。正确而理智地对待“辐射”这个问题，才能安全备孕，安全怀孕。

# 偏食对生育的影响

“平衡膳食，合理营养，促进健康”是《中国居民膳食指南》的核心思想。平衡膳食、合理营养既可以预防营养缺乏病，又可以降低一些慢性病的风险。另外，均衡饮食对准爸爸准妈妈的生育力也有重要意义。

由于对食物的偏好，准爸爸准妈妈可能会出现偏食，但是偏食不仅会造成营养失衡或缺乏，也会影响到生育能力。譬如，多数的年轻男士都比较偏爱肉食，高盐高脂饮食，再加上平素不喜欢吃蔬菜水果，维生素摄入不足，日子久了，就会造成血压高、血脂高，就容易造成酸性体质，影响精子质量，就难以受孕。

蔬果当中的某些营养物质是准爸爸们生殖生理活动所必需的，作用不可小觑。如果长期缺乏蔬果当中的各类维生素，就可能有碍于性腺正常的发育和精子的生成，从而使精子减少或影响精子的正常活动能力，严重的有可能导致不孕。例如，维生素B缺乏，可影响垂体功能，降低生育力；维生素C在防止精液凝固、保持精子活力方面有重要作用；维生素E缺乏可引起睾丸损害。

除了维生素，锌、镁、硒等微量元素也是精子发育必不可少的，有些男子偏食挑食，不喜欢吃动物性食物，天长日久，会使体内的这些元素下降。比如，缺锌不但会使男性性欲及性功能减退，同时使精子数目下降；钙、磷缺乏可降低生育能力。

一些爱美的准妈妈们为了迷人的身材长期素食，只吃青菜，不吃肉不吃鸡蛋，不吃鱼虾蟹贝，甚或节食，这样的饮食结构造成的体内营养不均衡、微量元素严重缺乏也会影响到生育能力。例如，准妈妈因为长期偏食机体缺乏维生素$B_{12}$引起贫血，婴儿出生后经母乳喂养，也会因为母乳中缺乏维生素$B_{12}$，出现巨幼红细胞贫血，同时也损及脑组织。

微量元素在体内不能合成，也不能由其他元素转化而来，必须从日常膳食、饮水中摄取；而且每日从食物中摄取的量，必须与机体经过各种途径，如粪、汗、尿、呼吸等排出的量保持平衡，否则就会导致微量元素缺乏症或过多症。肉、蛋、动物肝脏和鱼类中含锌较为丰富、也易吸收，植物中含锌较低。硒含量随食物品种、产地和烹调方法不同而有很大的差别。鱼、动物的肝脏和肾中含硒量丰富，大蒜、芝麻和蘑菇等素食中含量也不少，其他食品中含量较低。锶和镍只在鱼、动物肝脏和肾中含量丰富，其他食品中则含量较低。

因此，准爸爸准妈妈要注意饮食合理调配，荤素适当搭配，并要有针对性地选择含微量元素丰富的食物。平日饮食中应多吃富含蛋白质，维生素A、D、C、E、锌、硒的食物，如鱼、牡蛎、肝脏、大豆、糙米等，少吃咸鱼腊肉等腌制食品，不可过度肥胖或过度消瘦。此外，还必须烹调适当、食用得法，才能获得足量的各种营养素。

# 饮食对生育的影响

健康均衡营养的饮食是成功妊娠必需的物质基础。为降低出生缺陷、提高生育质量、保证妊娠的成功，准妈妈和准爸爸应该在计划妊娠前3～6个月接受合理膳食和健康生活方式指导，调整营养、健康状况和生活习惯，使之尽可能都达到最佳状态，以利于妊娠的成功。

## 【准妈妈饮食指导】

准妈妈要保证足够碳水化合物、蛋白质、脂肪的摄入。碳水化合物、蛋白质、脂肪为人体日常生活工作提供能量，长期过分低脂、低蛋白饮食就会出现营养不良，甚至影响女性的生育能力。例如，长期吃素减肥者,体内可能没有足够的脂肪产生女性荷尔蒙，引起闭经、不孕等问题。

另外，矿物质和维生素的摄入也非常重要，不足或过量都会影响胚胎生长发育。孕早期是胎儿神经管分化和形成的重要时期，此期叶酸缺乏可增加胎儿发生神经管畸形及早产的危险。因此，平日多摄取富含叶酸的动物肝脏、深绿色蔬菜及豆类食物，并建议准妈妈们从孕前3个月开始每日补充叶酸400微克，叶酸除有助于预防胎儿神经管畸形外，也有利于降低妊娠高脂血症发生的危险。

孕前期缺铁易导致早产、孕期母体体重增长不足以及新生儿低出生体重，故准妈妈们应储备足够的铁为孕期利用。建议准妈妈们适当多摄入含铁丰富的食物，如动物血、肝脏、瘦肉等动物性食物，以及黑木耳、红枣、黄花菜等植物性食物。有缺铁或贫血的准妈妈可适量摄入铁强化食物或在医生指导下补充小剂量的铁剂（10～20毫克/天），同时，注意多摄入富含维生素C的蔬菜、水果，或在补充铁剂的同时补充维生素C，以促进铁的吸收和利用，待缺铁或贫血得到纠正后，再计划怀孕。

碘的摄入也需要引起注意。在孕前和孕早期对碘的需要相对较多，除摄入碘盐外，还建议至少每周摄入一次富含碘的海产食品，如海带、紫菜、鱼、虾、贝类等。

此外，适量锌、铜、锰、维生素A、维生素$B_{12}$等微量元素和其他维生素的摄入也很重要。例如微量元素锌缺乏会造成胚胎死亡、流产、畸形等；缺乏铜、硒、锰也会不同程度引起出生缺陷；维生素A不足和过量都可以导致小头畸形；维生素$B_{12}$缺乏可以导致神经管畸形。

## 【准爸爸饮食指导】

准爸爸的饮食健康也不容忽视，胆固醇、精氨酸和锌就与其生育力有密切的关系。胆固醇是合成性激素的重要原料，在动物内脏中含量最高，适量地进食肝、肾、肠等内脏，既可调配膳食口味，又可增加性激素的原料。但是过量胆固醇的摄入不仅诱发肥胖、心脑血管病，而且造成精子数量少和精子质量低下。

精氨酸是制造精子的原料，含精氨酸丰富的植物性食物有冻豆腐、豆腐皮、花生仁、大豆、芝麻、紫菜、豌豆、核桃等，含精氨酸丰富的动物性食物有鳝鱼、墨鱼和章鱼。

锌缺乏会使睾丸萎缩，性功能减退，含锌丰富的植物性食物有花生、核桃、燕麦等，含锌丰富的动物性食物有肝、蛋、鱼、肉、牡蛎等。

另外，维生素C、维生素E和叶酸对精子能起到保护作用，可以通过多摄入坚果、绿叶蔬菜等来补充这些营养物质。

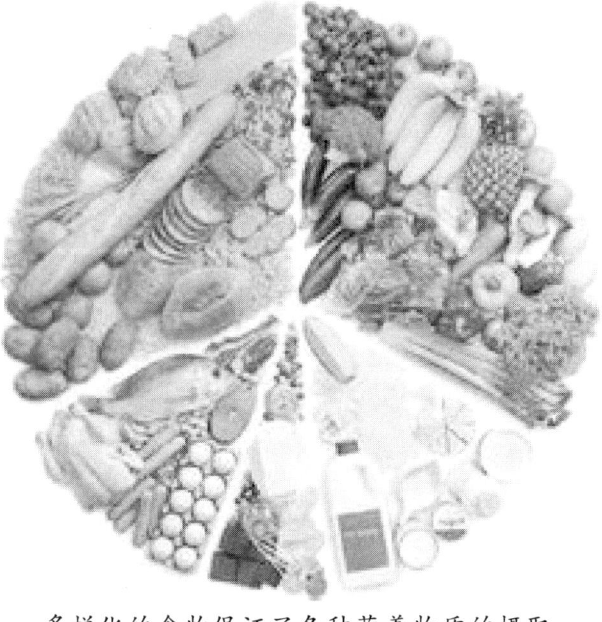

多样化的食物保证了各种营养物质的摄取

# 肥胖对生育的危害

随着生活方式的改变，我们发现周围的胖子们是越来越多了，很多生育年龄的女孩也面临着这个问题。对于她们来说，肥胖不仅意味着影响形象，更可怕的是肥胖对生育会存在极为不利的影响。

讨论这个问题前，先定义下什么是肥胖。先普及体重指数的概念。体重指数定义为体重（千克）除以身高（米）的平方，如一个人体重75千克，身高1.74米，则体重指数为75/(1.74×1.74)=24.8千克/米$^2$。按照国际标准正常体重指数为18.5～24.0千克/米$^2$，体重指数在24～28千克/米$^2$则为超重，28千克/米$^2$以上定义为肥胖。2005年WHO报道指出，全球超过16亿成人超重，其中超过9亿为女性。

那么肥胖有什么危害呢？首先当肥胖达到一定程度时，正常月经周期妇女可能会月经紊乱，多以月经量少甚至闭经为主要表现，月经不规律一般意味着排卵异常，影响怀孕。研究人员证实，月经稀少或闭经以及多囊卵巢综合征均与肥胖存在相关性。多囊卵巢综合征是育龄期女性较常见且非常复杂的内分泌及糖代谢异常的病理状态。据统计，约有超过一半的患者具有体态肥胖的特点，平均体脂指数在25千克/米$^2$以上。本病的表现及对生殖功能均受到肥胖因素的影响。多囊卵巢综合征是导致无排卵型不孕症的主要原因。

肥胖会使女性性欲下降，从而妨碍正常的性生活。虽然轻度的肥胖多不会影响性功能，但中重度肥胖可出现不同程度的性功能异常。肥胖者由于体内脂肪过多，会使得体内的性激素过多地沉积在脂肪组织中而无法发挥其功能，导致性欲降低。

肥胖还可以导致自然流产。考虑可能跟肥胖患者胰岛素抵抗等原因相关。有研究表明肥胖可能导致自然流产发病率增加5～10倍之多。在所有接受试管婴儿的患者中，超重组、肥胖组发生自然流产的风险较正常组显著增加。

肥胖还会导致更多的产科并发症。许多女性在怀孕早期已经出现体重过高，随着妊娠时间延长体重日趋增加。研究指出，与体重正常的孕妇相比，肥胖妇女妊娠期高血压、妊娠期糖尿病早产等产科并发症均明显高于正常体重产妇。肥胖者新生儿低血糖，巨大儿，剖腹产率也明显升高。国外研究发现，由于母亲肥胖所导致的胎儿死亡及新生儿死亡风险率较正常产妇高出2倍甚至更多。

谈了那么多，可见肥胖是目前迫切需要解决的问题，对于肥胖患者来说，首先应减轻体重，这要通过“管住嘴，迈开腿”来实现，即控制高热量高脂肪食物的摄取并辅以适当运动控制。由于市场销售的很多所谓减肥药中可能含有某些对身体有害成分，停药后很快复发，因此不提倡随便乱用。如果常规方法无效，可咨询专业医疗机构，为肥胖患者提供健康有效的控制体重方法，并通过一些针对性药物及手术等干预措施达到控制体重的目的。只有及时对肥胖患者进行针对性的控制措施，为其制订好的改善营养计划，才能控制体重的进一步增加，并将由于肥胖引发的各类疾病的风险降到最低。

# 别让减肥坏了你的好“孕”气

熙熙攘攘的生殖中心，有一天诊室里突然出现了一位穿着时髦的年轻女孩，她坐下来后，向我抱怨道自己才25岁，已经1年不来月经。我抬头打量着她，尖尖的下巴，骨瘦如柴的胳膊，170厘米左右的身高，却不到45千克。我问她是不是在减肥，她点点头，说这1年不吃主食，从69千克减到现在的体重。随后我给这个女孩做了相关的化验检查，所有的结果都提示着这个女孩已经是——卵巢早衰。

什么是卵巢早衰？目前的诊断标准是：年龄＜40岁，除外妊娠，闭经超过 6个月，2 次（间隔 1 个月以上）化验检查提示FSH＞40单位/升，E2＜7.2 皮摩尔/升。最初的表现为月经周期紊乱，月经量减少，甚至出现闭经，这种病理性闭经又会抑制卵巢的排卵功能，造成卵巢储备力下降，因此卵巢功能过早衰退，从而造成不孕。近年来有年轻化的趋势。引起卵巢早衰的原因很多，而在年轻女孩中，过度减肥是常见的原因之一。

时下，社会上广泛流行着“以瘦为美”的审美标准，到处都能听到人们叫嚣着减肥的声音，其中不乏那些本身体型就不胖的女性，但是她们依然热衷减肥，当她们为身体上的脂肪愈来愈少而兴奋时，殊不知，她们的生殖功能正在遭受巨大的打击。

根据卫生部发布的中国人胖瘦最新的评判标准：成年人一般用体质指数（BMI）作为判断标准，其计算公式如下：体质指数＝体质量（千克）÷身高（米）的平方，BMI＜18千克/米$^2$为偏瘦，BMI在18～23千克/米$^2$之间为正常，BMI≥24千克/米$^2$为超重，BMI≥28千克/米$^2$为肥胖。根据调查研究表明BMI在18.5～23.9千克/米$^2$之间为正常女性，月经初潮多在13～14岁，月经周期规律，经量适当，孕育正常。体形偏瘦的女性常会出现月经初潮延迟、月经稀发、经量减少，甚至闭经、不孕。而体形肥胖的女性，机体常会出现内分泌紊乱，新陈代谢失常，进而也会引起月经失调、月经稀发、月经过少、闭经、不孕等。因此可以看出，保持一个良好的体型，对孕育至关重要。

那么，为什么过度减肥会导致卵巢功能下降、甚至不孕呢？那么，就不得不提及重要的一员——脂肪。脂肪“家族”的主要成员是脂肪酸、甘油三酯和胆固醇，它们是维持正常性功能、繁衍后代必不可少的营养物质。研究证实，对于处于生长发育的青春少女而言，体内的脂肪量要占体质量的17%以上才会发生月经初潮现象。16岁以后的女性，若要维持正常的月经，脂肪的储存量要占体质量的20%～22%。而生育年龄的女性想生育健康的宝宝，体内脂肪储存量至少要达到体质量的24%～26%。为什么脂肪这么重要，其关键原因是脂肪是合成雌激素的重要原料，而雌激素的减少势必会影响到月经，从而造成周期的紊乱、月经量减少，甚至闭经。另一方面，过度的节食减肥，身体的营养物质摄入不足，长期营养不良，缺乏蛋白质、维生素等，会导致脑垂体功能的衰退。正常女性到了青春发育期后，脑垂体便会分泌出大量的促性腺激素，例如促卵泡生成素，它能够促使卵泡成熟，出现排卵，产生月经。当脑垂体功能减退时，该激素分泌不足，其最终结果是使卵巢等生殖器官萎缩，功能减退，最终导致月经失调，甚至不孕。

古人说“过犹不及”，我们提倡科学的健身减肥、保持形体的健美。过度的节食减肥，不仅影响心理健康，更是为身体埋下了隐患。如果正在减肥中的你，一旦发现自己的月经开始不规律，请你一定要注意，这是身体发出的警告，请停下你减肥的步伐，及时到医院就诊。

为了预防卵巢早衰，再次提醒广大的女性朋友要注意生活方式，不要过度减肥，不吃减肥药，常喝牛奶，多吃鱼、虾、黄豆等食物。学会自我调节情绪，保持平和的心态，注意劳逸结合、保证充足的睡眠。千万不要因为减肥而坏了你的好“孕”气！

# 久坐对生育的影响

育龄女性中10%左右的人群患有不孕不育症，尤其是经常在办公室的白领女性，久坐不动、缺少锻炼机体免疫力低下致使病原微生物侵袭而导致妇科炎症增多，以及营养不平衡和肥胖成了现代女性不孕增多的三大原因。

## 【女人久坐的危害】

白领女性，由于长期久坐，月经前及月经期常有剧烈疼痛，这是因久坐加上缺乏正常运动，以致气血循环障碍、气滞血瘀，容易导致淋巴或血流不畅，使输卵管功能异常，引起怀孕困难。更有因久坐及体质上的关系，形成子宫内膜异位症，这些都是不孕的原因。久坐不动的女性，还容易患上痔疮、慢性骨盆充血、痛经、内分泌失调等妇科病症，如果工作或者生活的压力又很大，那么，紧张的情绪更加使荷尔蒙的分泌失调，影响整个内分泌系统，让怀孕变得更加困难。

## 【男人久坐的危害】

在我国不育症夫妇占育龄夫妇的1/10～1/8，其中30%～40%的原因在于男性。除遗传、免疫、生殖泌尿系统感染、隐睾等因素会导致男性不育外，精索静脉曲张也可以导致男性不育。精索静脉曲张的男性患者阴囊和睾丸组织血流不畅，散热效率减低，阴囊内温度升高被认为是导致精液质量下降的原因。一项研究表明，与那些经常运动的男性相比，很少做运动而且花费太多空闲时间看电视的男性拥有较少的精子数量。长时间坐着不动，对前列腺造成很大压力。久坐造成对前列腺的直接压迫而导致前列腺充血，使局部的代谢产物堆积，前列腺的腺管阻塞，前列腺液排泄困难，从而引发前列腺炎。部分男性，还有抽烟、喝酒的不良生活习惯，这更使得前列腺充血的概率大大增加，危害健康。久坐引发的男科感染如果治疗不及时会引起不育。比如前列腺炎会影响精液的数量及其成分，干扰精子的生存和活动，会造成精索静脉曲张等疾病，引起男性不育。

## 【健康对策】

上班族每天至少应该活动30分钟，快走是最好的锻炼方法。而要达到这个运动量可以因地制宜，比如坐公共汽车上下班时提前两站下车步行，或改骑自行车；上楼时不乘电梯，走楼梯；在电视播放广告时，站起来走动一下。锻炼的强度可以逐渐增加，如果原来一站路走15分钟的，可以逐渐加快到10分钟。当然，如果你能抽得出更多的时间，建议你不妨每工作1小时做5分钟的休闲运动，很简单，只需要你伸伸腿、转转头、扭扭腰即可。久坐对于女性生育能力的影响虽然不大，但这个影响不孕的原因完全可以通过自身调整生活方式来改变的，不需要借助医疗手段干预，既锻炼了身体又改善了生育力，何乐而不为呢？

# 运动与生育

适当运动有益身体健康，对于备孕状态中的准爸爸和准妈妈来说，适当的锻炼有益于身心健康，对促进生育能力也有重要作用。

## 【适度运动有益怀孕】

首先，运动可以促进内啡肽的释放，内啡肽是一种可以调节情绪的化合物，具有缓解疼痛及提升情绪的作用。经常锻炼能解除疲劳，使人心情愉悦、精力充沛。这会提高受孕能力，使准爸爸妈妈更有精力和兴趣去做爱。其次，运动能够缓解压力，压力水平降低对生育是有益的。另外，运动能够促进消化，明显改善便秘、腹胀、消化不良等消化系统问题；运动还有助于控制血糖水平；运动能促进血液循环以有利于体内废物排出，增强机体的自我修复能力，使身体各项机能正常工作，从而对健康及生育能力带来有利影响；运动还可以控制体重以及提高免疫力，保持稳定的体重，增加抗炎因子的生成，这些都从各个方面影响准爸爸准妈妈的生育能力。

【过度运动有碍怀孕】

适当运动有助于怀孕，但是过量运动就会适得其反。这样的情况常见于两类人群：一种是每天都花很多时间锻炼的人；另一种是虽然锻炼频率不高，但是一锻炼就把自己搞得筋疲力尽的人。有研究表明，即使把年龄、体重、婚姻状况及生活习惯等因素考虑在内，过度锻炼还是和不孕不育有很明显的联系。

初潮前反复过量运动。我国少女的平均初潮年龄为11～13岁，在此前，女孩身体各组织器官均处在方兴未艾的发育阶段，需要大量多种营养供应。如此时进行不合理的大运动量的剧烈运动，使营养大量消耗，必然影响生长发育，其中对生殖内分泌系统的影响较大。据统计，少年女运动员的月经初潮年龄比一般少女要大3岁，大部分在16岁或以后才有初潮。

长期疲劳性运动引起体重明显下降。长期激烈运动引起的体重减轻，意味着体内能量的严重耗损和组织内所含脂肪比例过低，可出现内分泌紊乱、月经周期失调或闭经、排卵停止。研究证实，女性体内的脂肪比例达到17%才能维持正常的月经功能，而大部分女运动员体内所含脂肪比例明显低于此正常标准。

另外，过量的高强度运动会有相反的效果，因为过量运动所产生的应激激素如肾上腺素可升高血压及胆固醇水平，从而会抑制免疫系统的功能。

【如何运动】

准爸爸准妈妈们应该从备孕期就开始进行适当的运动，如瑜伽、快速走步、游泳、骑自行车、慢跑等，强度不宜过大；另外，准妈妈们在孕期也可以进行有助于分娩的特殊运动训练，不仅对孕妇有健身作用，有利于产后身体各个部位恢复，还可以帮助她们在分娩时顺利地生出宝贝。

# 阴道冲洗的危害

小青是个很爱干净的女孩，尤其对于私处卫生尤其注意。每天都用“**私处洗液”清洗阴道，唯恐遗留病菌在阴道里，但几个月后她总觉得下面分泌物不正常，异味很重，去医院检查居然得了阴道炎，她困惑了：我这么注意私处卫生的人怎么得了阴道炎呢？殊不知罪魁祸首正是私处洗液。很多女性认为阴道冲洗能保持私处卫生，也有“传闻”说阴道冲洗能避孕或是能生男孩等。市面上阴道洗液琳琅满目，受到消费者青睐，那么阴道冲洗是不是真的有利且无害呢？

不正确地阴道冲洗不仅可能导致阴道疾病，也有可能使病原菌逆行至宫腔及盆腔，导致宫腔或盆腔逆行性感染。首先，女性阴道作为一个开放的器官，很容易被外来细菌或病毒侵袭而发生阴道炎。正常情况下乳杆菌作为阴道内优势菌群能够维持阴道内的弱酸性环境而抑制其他致病菌繁殖。阴道具有自净能力，但频繁地阴道冲洗会破坏阴道内弱酸性环境，并可能导致阴道菌群失调与阴道炎发生。其次，阴道内病原菌快速生长与繁殖，为上行感染创造有利条件。当有宫口开放（如排卵期）、宫颈口松弛（宫腔操作术后）等因素存在时，阴道冲洗液容易进入宫腔，冲洗液混合阴道内病原菌进入宫腔后，可能导致宫腔甚至盆腔内逆行感染。

阴道冲洗的禁忌有：①经期或白带内有血性分泌物。②生殖道手术后1个月内。③存在不宜冲洗的宫颈因素。④无下生殖道感染的女性。

那么，我们应该如何正确地清洁自己的私密处呢，总的来说有以下六点需要注意。①清洁方式：清水冲洗外阴。很多女性习惯在洗澡时用肥皂或沐浴乳清洗私密处，但肥皂和沐浴乳都是碱性，因此建议用清水冲洗外阴即可。②清洁频率：一天一次即可。女性阴道外口与肛门毗邻，容易被污染，因此更需要比男性更注重私密处卫生。但过频地清洁可能会破坏阴道内弱酸性环境，因此每天睡前用清水清洁一次即可。③淋浴优于盆浴。淋浴一般是流动的清水，与盆浴比较，相对更清洁。如果无条件淋浴，尽可能使用专盆对私密处清洁，并保持浴盆卫生。④清洁顺序：先洗手，由前至后。手是病菌的主要传播媒介之一，因此首先要将手洗净再进行私密处清洁。清洁时由前至后，先清洁相对干净的外阴，再清洁会阴，最后才是肛周。⑤清洁力道：宜轻柔，忌粗暴。女性阴道炎或外阴湿疹时，容易因感觉痒而在清洁私密处用力搔抓，导致局部充血、红肿。由于阴道黏膜非常薄且脆弱，忌暴力搔抓。⑥经期清洁。经期是每个女性的“特殊时期”，许多女性认为经期阴道内有血，不方便清洗。其实，女性在经期更应注意保持私密处清洁。在经期女性阴道内有经血，一旦细菌感染，血液可以作为细菌最好的培养基。因此，女性在经期也应按时清洁私密处。

正确地外阴清洁可以帮助女性远离阴道炎等妇科疾病，但盲目的冲洗可能会适得其反。治疗性阴道冲洗应在专业人员指导下进行。女性在清洁私密处卫生时，应按照以上六项原则才能达到有效的清洁目的。

# 阴道润滑剂的危害

阴道润滑是女性性生活开始阶段的重要生理表现，但有时女性可因阴道润滑不足而导致同房时阴道干涩、疼痛的经历，严重者可影响性生活质量甚至夫妻感情。这时候，许多夫妻都会求助于阴道润滑剂。阴道润滑剂确实能减轻女性因同房时阴道干涩所带来的疼痛，也能增加性生活的快感。但阴道润滑剂的成分是什么？它使用起来是否绝对安全呢？答案当然是否定的。

一般来说，阴道润滑剂主要有两种：①油性类。主要由矿物油制成，与水基的不同之处在于不会与体液发生反应，因此效果持久。此类润滑剂缺点在于难以清洁，且会削弱安全套的效果，润滑剂附在身体表面容易增加细菌感染。油性润滑剂常用在医学用途。②水性类。主要成分为水与纤维，最为身体表面接受。容易在干燥后失去效用，但会在补充水分后恢复作用，因此常被用为性交润滑剂。一般情况下推荐使用水溶性润滑剂，因为它感觉最自然，水溶性润滑剂是最主要的润滑型产品。很多水溶性润滑剂是可以食用的，分为有味道和无味道两种，有味道的会带有淡淡的甜味儿。水溶性润滑剂不会在衣物上留下颜色。它也可以安全地用于乳胶安全套、避孕工具和其他乳胶产品，而且很少引起感染。

阴道润滑剂如果不能及时排出阴道，会给女性带来健康隐患。阴道润滑剂长时间附在女性阴道壁会增加阴道内细菌繁殖的风险，为阴道炎的发生埋下“不定时炸弹”。女性阴道内的感染可由下至上逆行至宫腔、输卵管及盆腔，可能会引起子宫内膜炎、输卵管炎及盆腔炎等，严重的输卵管炎与盆腔炎可能会导致不孕。所以，女性应慎用阴道润滑剂。

阴道润滑剂使用应注意：①阴道润滑剂使用前应去正规医院做咨询与检查。如果外阴、阴道有感染或者外伤，都不建议使用阴道润滑剂。②选购阴道润滑剂时，应选择正规商家产品。③注意阴道润滑剂的使用方法。最安全的阴道润滑剂使用方法是将阴道润滑剂涂抹在安全套外侧或是女性的外阴部。除非女性阴道特别干涩，否则不建议直接涂抹在女性阴道内。④注意阴部卫生。使用阴道润滑剂前应用清水清洗阴部，房事结束后也要清洗阴部，防止阴道润滑剂残留在阴道内。⑤最好使用水性而非油性阴道润滑剂，因为水性阴道润滑剂较油性润滑剂更容易被排出体外。⑥阴道润滑剂不宜使用太多，以能使阴茎进出自由为宜。⑦使用阴道润滑剂后若出现局部皮肤不适或者过敏，应及时就诊，且就诊时最好带上所使用的润滑剂。⑧阴道润滑剂不宜长期使用。⑨阴道润滑剂应放在低温、干燥环境下保存，并放在儿童不易触及的地方。

# 不洁性生活的危害

什么是不洁性行为呢？一般认为性交的一方携带可通过性接触传播的病原体，就是不洁性交。此时，携带病原体一方的唾液、精液或阴道分泌物中的病原体趁亲吻、抚摸、拥抱，特别是性交时，从破损或者完整的黏膜、皮肤直接侵入对方体内。性放纵、性乱、婚外性关系，都属于高危性接触，这类性接触中双方多互不了解对方的健康情况，很容易成为不洁性交。

性行为是很好的一种表达亲密情感的方式，是一种神秘而神圣的行为，不仅是生理的过程，更是心理的过程。健康的性生活能让人心情愉悦，能让夫妻关系更和谐，牢固感情基础，和谐美满的性生活对伴侣双方的身心健康都有好处。但是，不健康的性生活也会给身体带来危害，特别对女性。不洁的性行为，容易引发各种妇科疾病，甚至不孕不育。希望大家能够给予足够重视，避免不洁性行为的危害。

不洁性生活可以导致以下妇科炎症。

【阴道炎】

女性发生阴道炎症有多种原因，与不洁性生活密切相关的有支原体、衣原体、淋球菌感染等，这些病原体非常容易逆行感染，即沿宫颈到达子宫、输卵管，最后到达盆腔。如果没有及时进行正规治疗很容易导致输卵管阻塞不通或者通而不畅，影响受孕或者造成宫外孕。

【宫颈炎】

不洁的性行为或者性伴侣过多均会增加子宫颈受到各种致病微生物侵犯的风险，容易导致宫颈发炎。急性炎症很容易上行感染，引起子宫内膜、输卵管以及盆腔腹膜的炎症，导致输卵管阻塞不通。某些特殊感染还会导致胎停育、流产、胎膜早破等妊娠期并发症。男性包皮过长、包皮污垢等都是细菌、病毒滋生场所，极易通过性行为传染给对方。

【盆腔炎】

不洁性生活、多个性伴侣、开始性生活年龄小于18岁等容易感染性传播疾病，继而继发盆腔炎，成为怀孕的隐患。

女性如何避免性行为导致的妇科感染呢？

在没有打算要宝宝的时候，一定要做好避孕措施，做好性行为的防护，意外怀孕后反复的人工流产容易发生生殖系统的炎症，甚至不孕或者复发性流产。

避免经期性行为，减少感染机会。

日常注意私处卫生，内裤每日更换清洗，放在通风干燥的地方晾晒，不要放在洗浴间等潮湿的空间。

性生活前后注意双方清洗外阴，阴道出血或者月经期避免性生活。有些女性平时喜欢用一些外用的清洗液灌洗阴道，这是极不正确的做法。阴道的pH酸碱度偏酸性，如果经常冲洗阴道，破坏阴道的内环境致使菌群失调，容易导致阴道炎。

# 夜 猫 族

现代都市生活的多彩多样，让现代人在下班后，有了更多娱乐的机会，逐渐养成熬夜的习惯，形成一个庞大的队伍——夜猫族。殊不知，这种行为不仅严重透支你的身体，更是在无形中损害着生殖健康。

从生理角度来看，男女的激素有个共同点，就是成周期性变化，激素分泌白天高，夜间低，所以如果在其本该少分泌的周期内刺激了大脑皮质，将会导致腺体激素分泌过度。长此以往，生物钟将被打乱，导致男女性激素分泌紊乱，生育功能自然受到影响。

对男性而言，熬夜导致睡眠不足，常常影响到性功能。有很多男性都认为性能力跟自己所从事的职业、饮食、锻炼频度有关。其实，对性功能影响关键的因素之一是睡眠。有机构研究显示，平均每天只睡4～5小时的男性，性能力明显不如8小时标准睡眠下的男性。不仅如此，男性在熬夜期间，为了能达到提神效果，往往采取饮酒、吸烟等方式，其实这种做法无异于饮鸩止渴，火上浇油，因为研究表明酒精能直接对生殖系统发生作用，降低睾酮的生长速度，使雄性激素减少，并且影响精子生成速度、质量。而大量吸烟会导致动脉粥样硬化，阴茎动脉血流减少，且烟草中的尼古丁能直接刺激交感神经节和间接刺激肾上腺髓质释放肾上腺素，使小动脉收缩，减少阴茎勃起时的动脉血流量，不能促使阴茎充分勃起。中国最早的中医理论著作《素问·金匮真言论》中就曾提到："夫精者，生之本也。"而肾又为固精之所，长时间熬夜，生活习惯不良，损害的恰恰正是男性朋友的精气。

熬夜除了导致男性性功能下降外，更严重的将是男性不育。精液液化不良、精液黏稠度高是导致男性不育的重要因素之一。与精液液化有关的酶主要来自前列腺与精囊所分泌的腺液，而这些腺液分泌是受人体内分泌激素来调节的。如前所述，激素分泌与睡眠有着密切的关系。因此睡眠不足，尤其是夜间睡眠过少，会使激素的分泌出现紊乱，导致精液的液化功能障碍，最终影响生育。

那么同样，睡眠不良的女性也容易出现神经内分泌的紊乱导致卵巢功能下降，月经不调，受孕机会减少，从而导致不孕的发生概率增大。在近期出版的杂志《生育与不育》中，莱特和他的同事回顾和评估了之前发表的研究报告，总结了褪黑激素水平和昼夜节律对女性成功受孕的作用。莱特说，有证据显示，“每次你在夜晚开灯，褪黑激素水平就会下降。”褪黑激素是在大脑响应黑暗环境时，由松果腺分泌的一种激素。它对备孕的女性来说很重要，因为它可以保护卵子免受氧化。研究结果显示，褪黑激素具有很强的抗氧化性，可以保护卵子免受自由基的损伤，尤其是当女性排卵的时候。因此，有专家建议备孕的女性在夜晚应该避免过多光照，并且每天至少要在黑暗中待8小时。而对于孕妇而言，熬夜更是危害重大，不仅造成孕妇的精神不佳，更是影响到胎儿的发育。有动物研究表明，母亲在明暗环境中的频繁切换可能与新生儿问题有关。一些研究人员推测，女性怀孕时如果经历类似的明暗周期中断，可能引发儿童注意缺陷、多动障碍（ADHD）或自闭症。

虽然，每个人都或多或少知道熬夜对身体健康的影响，但是在这缤彩纷呈的现代生活里，若想长久保持一个健康、规律的作息时间却相当困难。而在熬夜的众多危害里，生殖功能的受损不仅影响自身的健康，更是涉及下一代孩子的健康。那么，书前的你是不是“夜猫族”中的一员呢？如果是，你还会继续选择为了贪图熬夜带来的那点乐趣而不顾身体潜在的隐患吗？赶快调整生物钟，给自己一个美好的睡眠吧！

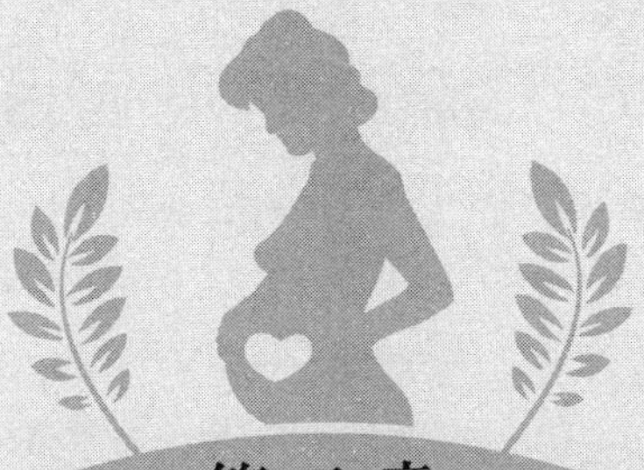

# 第三章

# 常见病对生育的影响

# 人工流产的危害和避孕方式的科学选择

小红今年24岁，准备要孩子要了1年都没要上，去医院检查超声提示子宫内膜薄。“你以前做过流产吗？”大夫问她。“是啊，3年前意外怀孕，当时没结婚，就做过1次人工流产。后来过了半年，不知怎的又怀孕了，又做了一次。”“那你做完流产后月经量少了吗？”小红想了一下：“确实，尤其最后一次人流后，月经量少了一半呢。”“那你这种情况我高度怀疑可能是宫腔粘连了，可能是2次人流后的后遗症，需要住院进行宫腔镜手术了。”“啊？怎么会这样呢？”小红留下了悔恨的泪水。

人工流产是指因意外妊娠、疾病等原因而采用人工方法终止妊娠，是避孕失败的补救方法。随着近年来无痛人流等措施的普及，以及医疗护理技术的提高，加之一些医疗机构对无痛人流的夸张宣传，在人们的心中，人工流产对生活和工作的影响似乎变得越来越小。我国每年约有850万次人工流产，居全世界之冠。有文章报道在我国的人工流产病例中，重复流产占有相当大的比例，这一定程度上说明了性活跃人群对于流产的警惕性还不够高，对于人工流产的危害认识得还不到位。那么我们就来谈一谈人工流产，以及人工流产的危害。

人工流产分为吸宫术、钳刮术和药物流产等方法。吸宫术，即负压吸引术，是一种适用怀孕10周以内，需要终止妊娠并且没有相关生殖泌尿道感染、无急性传染病或者是处于慢性传染病的急性发作期，或者是没有发热或者其他手术禁忌证的人群。吸宫术是用吸管伸入宫腔，以负压将胚胎组织吸出而终止妊娠。虽然随着医疗技术的提高以及医疗设备的不断更新换代，吸宫术对孕妇身体的伤害比以前要小很多，但它仍然有可能出现各种各样的并发症。钳刮术也是流产手术的一种，适用于怀孕11～14周需要终止妊娠的女性，其并发症与吸宫术大致一样，但是发生的概率和风险还要更高一些。

人工流产手术的并发症可以分为近期并发症和远期并发症。常见的近期并发症包括：

（1）术中及术后出血：在遇到术中粗暴和过度操作、负压过高或吸引时间过长、子宫肌壁较软、子宫收缩欠佳或者孕妇合并自身凝血障碍的情况下，可能会造成术中及术后出血。

（2）宫腔胚胎组织残留：任何一种流产方式，都有可能出现流产不全，而导致胚胎组织残留于宫腔中。

（3）宫腔及盆腔感染：其主要原因可以是阴道内菌群的逆行性感染，也可以是手术操作前消毒不规范导致的外界病原微生物通过手术器械进入宫腔或者盆腔形成感染，严重时可以导致宫腔积脓或者急性盆腔炎、盆腔脓肿。

（4）宫颈损伤：在采取手术的方式流产时，机械地扩张宫颈或者器械通过宫颈时动作粗暴，可能会损伤到宫颈，造成出血等。

（5）子宫穿孔：子宫穿孔是指在手术操作过程中，器械刮搔力度过大或者是探针进入过深造成的子宫肌肉全层破裂，使得宫腔与腹腔相通。

（6）人流综合征：是指手术时疼痛或局部刺激，使受术者在术中或术毕出现恶心呕吐、心动过缓、心律不齐、面色苍白、头昏、胸闷、大汗淋漓，严重者甚至出现血压下降、昏厥、抽搐等症状，需要立即予以吸氧等治疗。

（7）羊水栓塞：是流产的过程中可能遇到的最严重的并发症，它往往是由于宫颈损伤，胎盘剥离使血窦开放，羊水进入血管当中，引发血管内的凝血，造成严重栓塞。虽然发生率很低，但死亡率极高。

远期并发症包括宫腔粘连、宫颈粘连、子宫附件炎以及继发不孕等。宫腔粘连是人工流产容易产生的一种并发症。子宫前后壁一旦发生组织粘连，会使粘连处的子宫内膜损坏，子宫的有效容积减小，严重影响今后的受孕。创伤和感染是两个高危因素，人工流产会造成创伤，从而增加粘连的发生机会。有资料统计表明，人工流产手术1次，宫腔粘连的发生率为6.3%，2次为14%，3次以上者能够达到32%。人流手术同时也容易造成宫颈口的创伤，可能会导致宫颈粘连，进一步可能会导致月经不正常，痛经，以及影响妊娠甚至导致不孕。人流手术导致的创伤还可能引起子宫内膜基底层受损，使子宫内膜不能正常再生。也可能引起子宫内膜炎，使受精卵不能着床。还可能造成附件炎等妇科疾病，进而引起继发不孕。有数据表明，对做过人流手术的女性，即使此后成功怀孕，自然流产率也会有所增加。

那么，有的人会问了，既然手术流产有这么多的并发症，是不是药物流产就很安全？答案是否定的，药物流产也有其相应的并发症。除了服药过程中可使某些人出现恶心、呕吐、腹痛、腹泻等症状外，最常见的问题是出血周期长，出血量大。出血周期长可能造成贫血以及继发宫腔及盆腔感染，而出血量大并且常规手段不能止血时，可能需要进行急诊手术，所以药物流产必须在有正规抢救条件的医疗机构进行。此外，药物流产也有一定的失败率，一旦药物流产失败或者不全流产，还有胚胎组织残留在宫腔内，则仍需要做清宫手术来进行补救。

正是由于人工流产可能会出现如此多样而复杂的问题，所以如果选择终止妊娠，一定要选择正规的医疗机构。这些机构从医生的临床经验，设施配备到术后护理，都有较为完善的管理和保障。但我们也应该认识到，即使是在完善的医疗条件下，人工流产的相关并发症的发生率仍然不是0，仍有可能会对身体造成创伤，导致近期和远期的健康问题。

为了尽量避免对女性身体有伤害的人工流产，避免意外怀孕是最基本的方法。随着医疗技术的发展，如今有许多避孕方法可以采用：在新婚阶段，短效口服避孕药、避孕套是较为理想的避孕方法。外用避孕栓或薄膜也可以使用。在哺乳期，避孕套是最佳的避孕方式，这样避免了含有雌激素的复合避孕药影响乳汁分泌。在生育后期，除去上述避孕手段外，还可以选择宫内节育器、避孕针和皮下埋植剂等。当然，任何一种避孕措施的有效率都不是100%，如果避孕失败，又无力承担怀孕后果时，及时服用紧急避孕药也是一个可选的办法，但由于紧急避孕药存在导致月经紊乱等副作用，因此只能作为避孕失败后的补救措施，不能用于常规避孕，更不能经常性服用。

了解了以上这些流产的危害，我想每个人在没有做好准备迎接新生命的时候，都要严格并正确地采取避孕措施，这样才能在享受两性欢爱的同时保护好自身健康，以免一时侥幸造成身体的伤痛和终生的遗憾。

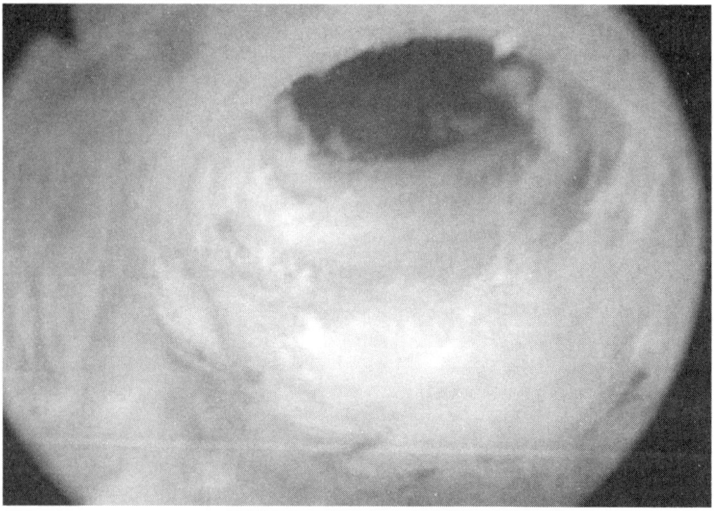

人流并发症之一：宫腔粘连，子宫变成荒芜的沙漠

# 准妈妈们挥之不去的阴影
# ——自然流产对怀孕的影响

2015年年底，知名社交软件“脸书”创始人扎克伯格的华裔妻子顺利产下女儿。喜获千金后，扎克伯格主动透露，2012年与妻子结婚后的这几年一直在努力造人，但期间妻子曾流产3次，对其打击不小，他自己称之为“一段孤独的经历”。

对于很多准妈妈们，怀孕成功后，全家都沉浸在巨大的喜悦与幸福之中，但漫漫长路刚刚开始，而早孕期又是个很特殊的时期，胚胎着床不稳，受外界因素影响较大，一旦发生流产将是不可挽回的，更是很多准妈妈们心中挥之不去的阴影。近年来，自然流产发生率呈现上升趋势，而自然流产对准妈妈们的生理及心理造成许多不良影响。自然流产一旦发生，这次妊娠即以失败告终，那对于下一次怀孕是否有影响，是否需要提前做些相关检查呢？这就是我们接下来要详细介绍给很多准妈妈们的内容。

我们先来介绍下自然流产。自然流产是妊娠最常见的并发症之一。1957年世界卫生组织（World Health Organization，WHO）推荐的自然流产定义为妊娠不足28周因非人为因素而终止者。医疗卫生事业的发展显著提高了28周左右娩出胎儿的存活率，1977年WHO将自然流产的定义修订为在妊娠22周末之前娩出的非存活胎儿并且体重低于500克。目前英、美等国家采用的自然流产定义是在孕20周之前、胎儿体重小于500克而自行终止的妊娠。目前中国仍沿用1957年WHO推荐的定义。故国内将自然流产定义为孕28周前经临床确诊的妊娠的丢失。自然流产按发生的时间可分为早期自然流产（＜12孕周）与晚期自然流产（≥12孕周且＜28孕周）；按不同发展阶段又分为先兆流产、难免流产、不全流产、完全流产。临床上还定义了一些特殊类型的自然流产，如过期流产（稽留流产）、习惯性流产（复发性流产）、流产感染等。习惯性流产是指自然流产连续发生3次或3次以上者。近年有学者将连续两次流产者称为复发性自然流产。据估计，在人类全部妊娠中，约75%以自然流产告终。而自然流产到底是什么原因造成的呢？目前已研究可能的影响因素包括女性年龄、体重指数、初潮年龄、既往孕产次、自然流产史、人工流产和精神因素等，病因包括遗传因素、解剖异常、内分泌异常、免疫因素、凝血异常、感染因素等。由于自然流产的影响因素和病因相当繁杂，且仍有很多影响因素及病因未明确。最新研究显示，再次发生流产的概率随着既往流产次数的增加而增加。在既往没有活婴分娩的患者中，发生过两次自然流产后再次自然流产的风险约为35%。而当患者既往有一个活婴分娩，再次发生流产的风险直到三次自然流产后为32%左右。

对于发生过自然流产的准妈妈们，孕前我们需要进行哪些相关检查呢？从自然流产的病因出发，有内分泌因素，包括小卵泡排卵、多囊卵巢综合征、高泌乳素血症、黄体功能不全、高雄激素血症等；遗传因素包括胚胎染色体异常或者夫妇双方染色体异常。还有一部分患者合并免疫系统疾病，如红斑狼疮、抗磷脂综合征等，造成自身免疫系统和凝血系统异常，从而导致复发性流产。还有一部分患者合并子宫畸形，尤其是子宫纵膈目前已是明确导致自然流产的病因，手术切除子宫纵膈可以明显降低自然流产率。

那么，什么样的自然流产患者建议到医院检查呢？现在一般建议两次或两次以上自然流产患者需要检查，只有一次自然流产史，如果年龄大于35岁，或者合并某些高危因素如合并免疫系统疾病也应及时到医院筛查病因并治疗。

而一旦再次怀孕，应更加积极地做好相关预防措施：生活规律，注意个人卫生，选择合适的饮食，慎戒房事，定期做产前检查。至于有些妈妈害怕活动造成流产而整天卧床，目前已证实并不能减少流产发生，因此不建议过度卧床休息而应该适度活动。希望所有的准妈妈们都能顺利地度过漫长而充满期待的十月怀胎。

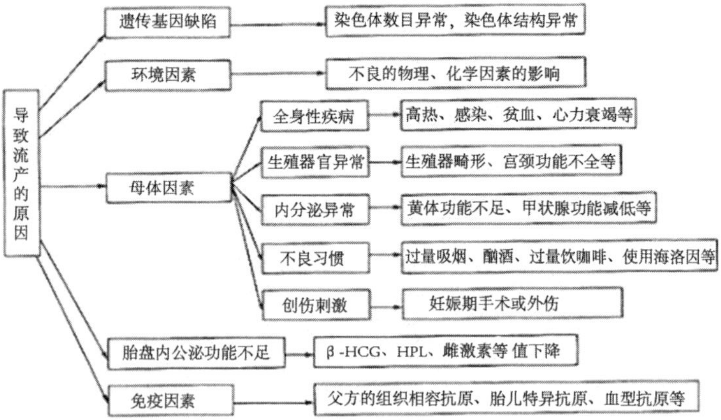


导致流产的原因

# 我们需要闻“瘤”色变吗——子宫肌瘤与怀孕

小丽今年已经29岁了，准备要孩子了，不过有个问题一直让她苦恼，就是她婚前检查大夫说她有个2厘米大小的子宫肌瘤，她一直担心这个肌瘤可能影响怀孕。因为她有个好姐妹当年怀孕4个月时就因为子宫肌瘤红色变性导致剧烈腹痛住院保胎，输了一周的消炎药，虽说最后孩子保住了，但着实受了很大罪。那么，她该怎么办呢？

子宫是孕育生命的场所，一旦发生病变，对于适孕女性而言，很关心的就是是否影响怀孕。近年来，子宫肌瘤成了许多适孕和想要二胎的女性比较关注的话题。子宫肌瘤是女性生殖器官中最常见的实体性良性肿瘤。子宫肌瘤是由平滑肌组织增生形成的，好发于30～40岁年龄段，育龄女性多见。因此子宫肌瘤是否影响怀孕是育龄女性非常担心的问题。根据相关报道显示，妊娠合并子宫肌瘤患者占妊娠人数的0.3%～1.2%，妊娠合并子宫肌瘤患者占子宫肌瘤患者的0.5%～1.0%。由于子宫肌瘤患者没有明显的临床表现，因此大部分子宫肌瘤患者是在妊娠检查过程中被发现，而且近几年随着高龄产妇的增多、剖宫率的上升，子宫肌瘤的发生率也在不断上升，子宫肌瘤已成为妇产科中一种常见病症。但怀孕早期，因肌瘤导致流产的发生率在20%～30%，由于瘤体占位影响胎儿在宫腔内的正常活动，异常胎位发生率高，臀位发生率高达24%，横位为13%，或先露不入盆。肌瘤影响胎盘的正常附着与发育，前置胎盘或胎盘早剥较多发生。看来，子宫肌瘤对于怀孕还是有很大的影响，那么，子宫肌瘤具体如何影响怀孕的呢？下面就来详细的介绍下。

大多数女性怀孕前发现子宫肌瘤均可以平稳度过孕期，但由于孕期激素水平升高，肌瘤随着孕周而发生明显的变化，少数女性会出现以下情况：如肌瘤较大，孕期增大明显，可能会出现红色变性，表现为腹痛、发热等症状，肌瘤如影响子宫形态可能会发生胎位异常，如肌瘤为黏膜下，且胎盘附着于肌瘤表面可能发生胎盘早剥，会造成流产、早产、难产的可能。子宫肌瘤对于怀孕的具体影响主要是以下几点。

（1）子宫黏膜下肌瘤影响到胚胎的种植以及胎盘形成而发生流产、甚至不孕。

（2）子宫肌瘤随着孕周增加，迅速增大，肌瘤中心部位发生缺血变性坏死，称为子宫肌瘤红色变性，孕妇表现为局限性腹痛伴发热、恶心、呕吐，血象会有升高。

（3）如果胎盘附着在肌瘤部位，孕期发生出血、胎盘早剥的概率增加。

（4）多发肌瘤会影响到子宫的收缩力，发生早产的风险增加，在生产过程中也可能宫缩不协调，需要缩宫素加强宫缩，产后子宫收缩不良，出血的风险增加。

（5）大的子宫肌瘤会使得盆腔空间受限，发生胎儿宫内生长受限，子宫肌瘤因阻塞产道影响子宫收缩，使得母体饥饿、脱水，能量代谢产生障碍，母体的酸碱平衡也受到影响，导致胎儿宫内窘迫，出现新生儿窒息。而大部分子宫肌瘤会在产后3～6个月回缩到孕前状态。因此，对于子宫肌瘤准备要孩子的准妈妈们，黏膜下肌瘤，因肌瘤导致不孕，建议先剔除肌瘤再怀孕。对于肌壁间肌瘤或浆膜下肌瘤，因为对怀孕的影响比较复杂，建议咨询专科医生后再尝试怀孕。

那么，对于小丽，我们医生的建议就是先到医院做个超声确定下肌瘤位置和大小。如果只有2厘米大小，位于浆膜下或者肌壁间，那么，肌瘤对怀孕影响不大，可以先试孕，如果位于黏膜下，则建议先做宫腔镜手术切除肌瘤再试孕。

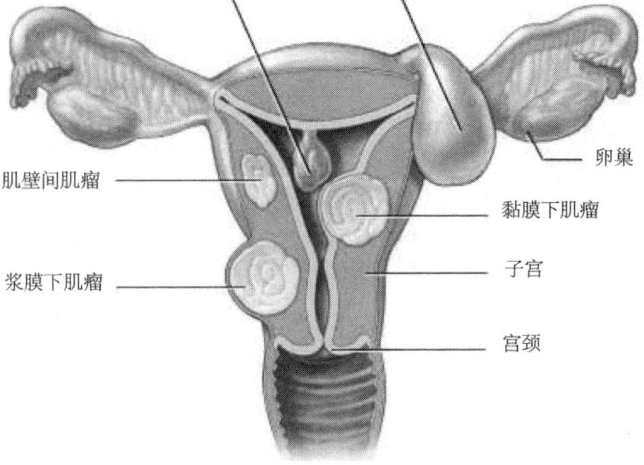


常见的肌瘤位置

# 避孕药会导致不孕吗

口服避孕药被誉为 20 世纪最重要的发明之一，迄今，其发展已有 50 多年的历史。口服避孕药的发明不仅解放了女性，而且标志着现代医学的一个转折点。其作用机理是：抑制垂体促性腺激素的周期性合成和释放，进而抑制卵巢内卵泡的发育、成熟和排卵，最终起到避孕作用。

需要强调的是，这种避孕效果是可逆的，短效口服避孕药已经经历“四代”的发展，药片里雌激素的含量已经降得非常低。对于老式短效口服避孕药，通常要停药3～6个月才能要孩子，但最新的口服避孕药已经实现停药后即可怀孕，既不会影响到准妈妈的生育能力，也不会影响胎儿健康。因此，口服避孕药并不会导致“不孕”。

其实，口服避孕药不仅可以避孕，停药后可怀孕，在其他妇科疾病的诊治方面也有独到之处，列举如下。

（1）功能失调性子宫出血。现代避孕药配方中的雌激素能维持内膜生长，增加内膜厚度，防止突破性出血，抑制垂体卵泡雌激素（FSH）分泌；孕激素能转变（保护）子宫内膜使内膜腺体分泌，间质蜕膜样萎缩。对青春期功能失调性子宫出血可以用复方避孕药止血。

（2）子宫内膜异位症。避孕药治疗子宫内膜异位症的目的是抑制垂体下丘脑卵巢激素轴，抑制卵巢排卵，降低雌激素水平，使异位的子宫内膜萎缩，坏死吸收。服用复方避孕药应周期性服用，每月有1次撤退性出血，可缓解疼痛，阻止疾病发展，同时避孕。此法用于有小孩或者不愿生育者。停药后可恢复排卵及生育。美国妇产科学者建议：子宫内膜异位症术后可长期周期性使用口服避孕药，但最好每年做常规体检1次。

（3）子宫腺肌病。复方避孕药抑制排卵、降低雌激素水平，使雌二醇维持在早卵泡期水平，在子宫肌层内的异位内膜病灶不同程度萎缩，功能下降，前列腺素（PG）下降。如果不要求生育，可以长期使用。长期应用应对患者进行观察和随访：包括病灶、血脂、血凝、肝肾功能情况及停药后是否复发。

（4）子宫内膜息肉。复方避孕药治疗子宫内膜息肉至少服用3～6个月。由于复方避孕药在服药周期的开始就加用了较大剂量的孕激素，故可以抑制过度增生的子宫内膜息肉。

（5）多囊卵巢综合征。现代避孕药治疗多囊卵巢综合征的机制：抑制下丘脑-垂体-卵巢轴，卵巢体积缩小；防止子宫内膜增生过长，控制月经周期，使之有规律。抑制雄激素产生，降低雄激素活性，导致游离睾酮降低，脱氢表雄酮（DHT）下降，从而降低雄激素产生及循环中雄激素水平及活性，对抗外周高雄激素体征，痤疮、多毛得以改善。

（6）降低女性生殖道肿瘤发生率。多项研究均表明，口服避孕药对卵巢癌和子宫内膜癌的预防保护作用始于用药后1年，可持续至停药后10～30年。

由上可见，避孕药具有除避孕作用外的广泛益处。在某些时候，口服避孕药还可以治疗因妇科疾病导致的不孕（比如多囊卵巢、子宫腺肌病、子宫内膜息肉等）。在用于妇科内分泌疾病的治疗时相当于特殊的雌、孕激素联合用药，具有安全性好、依从性高和可长期应用等优势。但须注意的是，应用口服避孕前应排除雌、孕激素的使用禁忌证；长期应用的患者应按照避孕药的使用原则，定期随访病灶、血脂、血凝和肝、肾功能情况。

# 紧急避孕药对生育的危害

“激情燃烧，难免会有意外，快用**，紧急避孕，轻轻松松出困境！”某紧急避孕药的广告词把紧急避孕药这个词带入公众视野，越来越多的人出于各种各样的原因选择紧急避孕药，那么紧急避孕药会不会影响生育？越来越多的家庭关注这个问题。

紧急避孕药是指在无防护性生活或避孕失败后的一段时间内，为了防止妊娠而采用的避孕方法，药物避孕是其中最常用的方法。在性生活后12小时内服用效果，最好不超过72小时，越早服用效果越好，主要通过延迟或抑制排卵、抑制受精或防止受精卵着床而起到避孕作用。

紧急避孕药的副反应如下。

（1）早孕样反应，口服避孕药后如出现恶心、呕吐、挑食等，这是避孕药中的雌激素刺激了胃黏膜而引起的，这是一种暂时性现象，等胃黏膜适应了这种刺激，也就习惯成自然了。反应比较强烈的人，需要适当服用一点控制此类反应的药物，如维生素$B_6$及山莨菪碱类药物，或配合吃些含维生素$B_6$丰富的食物，如瘦肉、肝、蛋黄等，可缩短这一不适过程。

（2）月经失调：多数女性服用紧急避孕药后月经能按时来潮，但有人可出现月经失调，表现为月经延迟或推后，主要是紧急避孕药物影响排卵的缘故。

（3）阴道不规则出血，多因避孕药漏服所致，可能出现子宫出血。

（4）出现妊娠斑：有的女性服用避孕药后会出现妊娠斑，其实，这种色素沉着斑并非妊娠所特有，体内雌激素和孕激素水平增长率高时均可发生。对这种色素沉着斑，只要停用避孕药，它就会逐渐消退。如能在饮食中增加一些富含维生素C的新鲜蔬菜和水果，如青菜、白菜、芹菜、西红柿、橘子及橙子等，色素沉着斑就会消失得更快些。

（5）其他不良反应：包括短期的乏力、头痛、瞌睡、乳房胀痛等。

服用紧急避孕药是一类短效事后补救方法，对卵巢功能和子宫内膜的影响仅是一次性的，不会影响今后的生育能力。有研究证实紧急避孕失败后不会明显增加自然流产率，也不会增加子代的畸形发生率。而且，紧急避孕药并不增加异位妊娠的发生。但是，服用紧急避孕药的当月不应该再有无防护措施的性交，如果不注意，用药的当月就可能怀孕。此外，还必须知道，紧急避孕药绝不可作为一种常规的避孕方法，如果反复、经常服用紧急避孕药，可能会干扰抑制女性排卵。如果在短期内服用，还可能出现内分泌失调，但相当一部分女性由于对紧急避孕药的副作用不了解，盲目、长期、大量服用，导致药效降低，出现月经紊乱，甚至闭经，甚至可能影响到正常卵巢功能。需要注意的是，紧急避孕药品对于育龄女性均适合，但是我们不建议40岁以上的女性使用。因为40岁女性处于围绝经期（指女性绝经前后的一段时期，从40岁左右开始至停经后12个月内的时期），面临卵巢功能衰退，服药后更易引起月经紊乱或闭经，从而丧失生育能力。

此外还有一个问题就是如果紧急避孕失败，那么这个孩子还能要吗？以前很多人害怕药物对孩子的影响，多选择流产，但现在循证医学并不支持紧急避孕失败会增加胎儿畸形的发生，是可以继续怀孕的。

# 哪些药物可能影响生育和孕期用药原则

我们在日常生活中难免会遭遇病痛，而合适的药物能帮我们对抗病痛，恢复健康。临床工作中，经常会遇到备孕的夫妇或者是已孕的准妈妈来咨询哪些药物是他们可以服用的，哪些又是可能干扰生育或者是影响胎儿的。为了解答这些疑惑。我想我们有必要来谈谈都有哪些药物可能会影响生育。

对男性而言，影响生育主要是对精子数量或质量的影响。雌激素、孕激素以及丙酸睾酮等药物会通过影响激素水平来抑制睾丸产生精子的功能。治疗消化道溃疡最常见的药物曾经是西咪替丁，它虽然自身不是激素，但有一定的对抗雄性激素的作用，在大剂量用药的期间，可以引起男性精子数量的减少，只有停药才会恢复。二硝基吡咯类、硝基呋喃类药物，抗癌用的烷化剂以及新近研究从棉籽中提取的棉酚等，都有抑制睾丸产生精子的作用。抗雄激素化合物甲基氯地黄体酮醋酸脂以及氯代甘油类药物的应用，虽然对睾丸产生精子的功能影响不大，但这些药物可以影响精子本身，使精子不能成熟。柳氮磺胺吡啶主要用于治疗溃疡性结核，但它也有导致男性精子数量减少的副作用。复方新诺明曾是很常用的广谱抗菌药，也有报道说它可能造成男性在服药时精子数量减少。治疗高血压的胍乙啶、硫利达嗪等药物均可使服药者射精量减少，甚至不射精。有些药物可以抑制射精反射，使之延迟射精，例如安宁、氯丙咪嗪等，这也可能间接地导致受孕困难。另外，有一些药物能够进入精液，例如甲硝唑、氨苄西林和苯丙胺等。现在的研究还不是很清楚它们对精子和受精过程是否有影响，但通常我们为了谨慎起见，还是应该避免在备孕时服用此类药物。

有一些药物会影响服药期间的女性生育功能。例如利尿药螺内酯，它会造成女性月经紊乱，从而干扰受孕过程。肾上腺皮质激素，同化激素，丙酸睾酮等都会影响女性的激素水平，使女性月经紊乱而干扰受孕过程。

抗结核的乙硫异烟胺等药物也会影响人体内分泌，改变激素水平，对男性和女性的生育机能都有影响。某些抗肿瘤的化疗药物，例如环磷酰胺，在使用时会影响性腺功能，可以引起男性的合格精子数量显著减少，女性使用则会造成月经不调。甲氨蝶呤、白消安、盐酸氮芥、顺铂等化疗药物也有类似的问题。一些精神类药物，由于会对脑垂体的分泌水平产生影响，也可以间接地影响性激素的水平，从而影响生育。

除此之外，雷公藤可引起月经紊乱，精子活性降低，精子数目减少及睾丸体积缩小。长期服药后会产生性欲减退，精子完全消失等副作用。这也同样会影响生育功能。如果考虑备孕，在使用这些药物时应向医师咨询具体的影响。通常来讲药物的这一类严重的不良反应都会在药品说明书上有详细的描述，我们在服药前应该认真阅读。对各类不良反应尚不明确的药物，由于这类药物对身体会造成怎样的影响还尚不清楚，我们在决定是否服用时都要格外谨慎。

女性的孕期用药是一个更加敏感、更应该引起注意的问题。由于一些药物可以通过胎盘屏障进入胎儿的体内，所以有可能影响胎儿的正常发育，这一点目前已引起人们的高度重视。但是有一些孕妇为了保证不用药，即使生病也不去治疗，这种观念是错误的。对很多疾病来说，如果不加治疗，不仅对孕妇不利，对胎儿本身也有很大危害的。有的准妈妈在妊娠期会患有妊娠期特有的疾病，比如有7%～12%的孕妇会患有妊娠高血压，1%～14%的孕妇会患有妊娠期的糖尿病。有接近一半的孕妇有贫血症状，这些疾病都可能影响到母体而进一步威胁到胎儿。除此之外，胎儿的生长和发育也可能伴随着各种问题，例如有10%的胎儿会伴随胎膜早破，0.5%～1%的胎儿会出现羊水过多等等。这些问题需要特定的药物来予以纠正或治疗，才能使胎儿能够健康地发育并顺利地出生。所以对许多孕妇而言，在妊娠期用药是不可避免的。我们应该尽量选择治疗作用较强而副作用相对较小药物来治疗疾病，保护母胎健康。

许多准妈妈会担心药物对胎儿产生致畸作用，其实除去致畸作用之外，药物对胎儿的风险还有多种类型，包括可能增加流产的概率，或者可能造成出生时低体重等等。一些准妈妈在早孕期还不知道自己已经怀孕的时候，可能使用了一些药物，因为担心药物会影响宝宝发育或者是造成畸形，许多准妈妈都选择了人工流产来终止妊娠，但其中有很大比例是没有必要的。通常来说，在怀孕的头4周内，胚胎还没有分化成各种组织和器官，具有多向分化潜能。胚胎在这一时期受到药物的作用，如果胚胎轻度受损，尚能“自我修复”，则继续正常生长；如果胚胎严重受损，无法继续发育，则发生自然流产。这就是目前公认的“全或无”效应。所以此时的药物不会对胚胎的某些系统或器官产生独立的影响，一般也不会有令人担心的致畸作用。在受孕的第5周到3个月期间，胚胎开始分化出不同的系统和器官，这时有些药物就有可能对器官发育产生影响了。药物对胎儿可能的影响主要分成两个方面。有一些药物可以直接进入胎儿体内，对胎儿的发育产生直接的作用。还有一些药物对胎儿的发育没有直接的作用，但是可以影响母体或胎盘，对胎儿的生长发育造成间接的影响。那么，到底以怎样的标准来指导用药呢？为此，美国食品和药品监督管理局（FDA）将孕期的用药按照安全性分成5级，这是目前国际上公认孕期用药较为全面的指导意见。

在FDA的分类中，A类药物是最安全的一类，已经证实对胎儿没有任何不良影响。B类也是相对安全的，它意味着对人类进行过研究，但并没有发现导致危害的证据，但动物实验可能会对胚胎发育有害。或者动物实验表示无害，但对人类还没有充分的研究。C类表示危险性不能确定，或者可能存在风险，需要在用药前仔细斟酌利弊。D类则是可以证实对胎儿有害的，但如果使用得当，对孕妇的益处会更大，这类药物不到必要的时候，极少在孕期使用。X类则是对胎儿有显著的害处，对孕妇是禁止使用的。我们在用药前，如果能够查阅药物的分类，并且对除A类以外的药物，在用药前咨询医生的专业意见，可以做到尽量合理的用药。

下边我们就来总结一下各类孕期可能使用到的药物的安全性。

较为严重的细菌感染不仅会损害孕妇的健康，而且对胎儿也没有好处，是不能坐视不理的，需要按照规定的剂量和疗程服用抗生素治疗。青霉素类和绝大多数的头孢菌素类抗生素，例如青霉素、阿莫西林、头孢氨苄、头孢唑啉、头孢拉定等药物，在FDA的分级当中都是B类。对胎儿是相对比较安全的。一些大环内酯类抗生素，例如红霉素、吉他霉素、林可霉素等也是B类，在需要的时候也可以用于孕妇。常用于治疗尿路感染的呋喃妥因也是B类药物。我们常见的甲硝唑类药物对老鼠的胚胎有致畸作用，虽然对人没有发现同样的明确作用，但一般在孕期很少使用。氨基苷类抗生素，包括链霉素、庆大霉素、卡那霉素等药物有耳神经毒性，它们可以通过胎盘进入胎儿的体内，可能会影响胎儿的听力发育。所以一般在孕期不予使用。磺胺类抗菌药也可以通过胎盘，一般不在临近分娩时使用，否则可能造成新生儿黄疸。喹诺酮类抗菌药，例如诺氟沙星和环丙沙星，原先被认为对孕妇是比较安全的，但最近也受到一定的质疑。因为有报道诺氟沙星和环丙沙星对骨和软骨有较强的亲和力，从原则上讲，有导致新生儿关节痛的潜在可能，但这一结论仍存在争论，其安全性仍未确定。所以在FDA的分类中属于C级，对孕妇不作为首选药物来使用。四环素在FDA的分类中属于D级，所以一般不在孕期使用。

解热镇痛药也是我们平时经常遇到的药物。常见的解热镇痛药物成分有非甾体抗炎药和对乙酰氨基酚等。非甾体抗炎药包括阿司匹林、布洛芬、芬布芬、萘普生和吲哚美辛等等，其中以前三种尤为常见，一些非甾体抗炎药和对乙酰氨基酚还有解热的功效，所以经常出现在各类感冒药中。绝大多数非甾体抗炎药，包括对成人有许多功效的阿司匹林，都是能够通过胎盘进入胎儿体内的，一些研究表明这些药物可能会对胎儿的发育产生不良影响。目前FDA给出的意见是，如果只是为了止痛，3个月孕龄以内的孕妇不应服用阿司匹林和布洛芬、芬布芬、萘普生等非甾体抗炎药。尤其不应自行买来服用，在这些药品的说明书上往往也印有孕妇慎用的警示。除非是在医师的专业指导下，为了治疗或预防更严重的问题，在权衡利弊后，才可以服用某些非甾体抗炎药。对乙酰氨基酚是另一种常见的解热镇痛成分，在多数感冒药中都含有它。由于非甾体抗炎药对胎儿可能造成不良影响，所以以往在孕妇出现发热或头痛时，相对安全地对乙酰氨基酚往往是首选药物。但最近也有研究表明，如果孕妇长期服用对乙酰氨基酚，可能会升高婴儿在幼年时患有儿童多动症的比例。虽然这个结果并不十分确切，依然有许多争议和未尽的研究，但为了安全起见，孕妇还是应该在充分权衡利弊后再使用它，并避免大量和长期服用。

对患有妊娠期糖尿病的孕妇而言，口服降糖药往往效果不佳，而且有可能会造成新生儿的低血糖，所以临床上很少使用。一般来说，轻度的孕期糖尿病，或者仅仅是糖耐量异常，可以通过饮食运动加以控制，如果控制无效，则需要使用药物来控制血糖。因为胰岛素是不能通过胎盘屏障，所以不会影响胎儿的血糖水平，而且对于孕妇自身血糖的控制效果确切，所以成了妊娠期糖尿病的一线药物。

如果孕妇存在高血脂的问题，平时常吃的他汀类药物在孕期不能继续服用了。常见的辛伐他汀，阿伐他汀和普伐他汀都被列为X级，是不能在孕期服用的。高血脂的孕妇可以在医生和专业人员的指导下通过饮食运动来控制血脂。

准妈妈在怀胎十月期间难免遇到病毒感染，但诸如利巴韦林等抗病毒药物在FDA分级中属于X级，一般不能在孕期使用。而且轻度的病毒感染无须特殊治疗，一般经过休息和加强营养，依靠自身的免疫力是可以痊愈的。

在妊娠期，用药的原则是尽量选择对胎儿的发育没有损害，而对孕妇所患疾病最有效的药物。能用一种药物就避免多种药物的联合用药，能用小剂量的药物就避免大剂量用药。除了A类药物可以按照说明书自行服用以外，其他药物应该在使用前咨询医师或药师的专业意见。尤其是C、D类药物，需要非常慎重地权衡利弊才能使用。还有许多不良反应尚不明确的药品，对孕妇而言，使用时都应该慎之又慎。

孕期除了应该尽量避免不必要以及不合理的用药，服用各种成分复杂的保健品也需要格外谨慎。香港地区曾有报道，人参的主要活性成分人参皂苷对大鼠胚胎有致畸作用。对人的作用不详，但为了安全起见，孕妇应该尽量避免服用这种没有必要的保健品。国外还有报道，甘草能刺激孕妇体内制造前列腺素，可以增加早产的概率。准妈妈通过健康合理的饮食，是可以为宝宝提供足够的营养的，不需要额外服用营养品以及保健品。

目前，在国际上只有一种药物是推荐在备孕和孕早期服用的，也可以把它看成一种营养补充剂，那就是叶酸。很多研究表明，怀孕早期缺乏叶酸会影响神经系统的发育，可能使胎儿出现神经管缺陷。而在我们平时的食品中，摄入的叶酸含量可能不足，所以推荐备孕的女性以及早孕3个月内的孕妇每天至少补充400微克的叶酸，除了直接服用叶酸制剂以外，也可以通过强化食品等方法来摄入。这样可以显著降低胎儿出现神经管缺陷的可能性。

生育对于很多夫妇和家庭来说，都是一件非常重要的大事，因此药物对于生育的影响，应该得到我们每个人的充分重视，备孕人群和准妈妈在用药时需要比其他成年人更加谨慎，在使用任何药物前必须明确这4个问题：哪些药物是我能够使用的？我应该以什么剂量使用？使用该药物的疗程应为多久？用药的注意事项有哪些？因此我们在使用非处方药之前要认真阅读药品说明书，除了说明书上的指导意见，必要时应向专业人员咨询。而对于各种处方药，无论是何种药物，都应当就诊后请医生帮助评估病情，权衡利弊，然后在医生指导下使用。只有这样才能做到安全用药，安全备孕，安全度过孕期。

# 拍胸片是否会影响生育

小娟前段时间单位体检做了胸片检查，这个月“大姨妈”没来，结果一查居然怀孕了，一推算时间，拍胸片的时候已经胎儿着床了。她和家人很发愁，大家都说辐射会造成孩子畸形，那么这个孩子还能要吗？

我们俗称的“拍胸片”，在临床上叫作“X射线胸部摄影”，是一种常见的医疗检查手段，在辅助诊断或者鉴别很多疾病时，甚至是常规的健康体检时都可能会使用到。因为该项检查使用的X射线属于电离辐射的范畴，所以有人会担心拍胸片会影响身体健康，尤其是影响生育。那么拍胸片到底会不会影响生育呢？

要说到拍胸片是否会影响健康，就要先从电离辐射会对身体产生什么影响说起，电离辐射是一种能量较强、可以使得分子或者原子发生电离的辐射，在一定的强度和时间的照射下，有可能会对我们的身体造成损害。那是不是只要我们加以注意，就能避免所有的电离辐射？答案是否定的。我们生存的空间中一直存在着一些微弱的、无法避免的电离辐射——也被我们称作为本底辐射。如果将辐射分成天然辐射和人工辐射两类。那么本底辐射主要来自于天然辐射，那么我们接触到的都有哪些天然辐射呢？天然辐射的主要来源包括穿透了大气层达到地球的一些宇宙射线、陆地中一些元素及其同位素所产生的辐射，以及我们身边的放射性物质，例如许多建筑材料可以释放出来的氡气。人工来源的电离辐射主要是医疗的透视检查和放射治疗。另外，我们的一些生活方式还会使我们承受额外的辐射，例如吸烟时吸入体内的颗粒物也会包含放射性物质，还有乘坐飞机时，由于飞行高度较高，大气稀薄，会承受较强的宇宙射线。那么你一定要问了，我们生活中要承受这么多的辐射，到底多大的剂量会对我们产生不良影响？联合国原子辐射效应科学委员会的报告指出天然本底辐射每年对个人的平均辐射剂量约为2.4mSv/年。其中mSv是辐射剂量的单位。而国际标准《国际电离辐射防护和辐射源安全的基本安全标准（IAEA No. 115）》及我国国家标准《电离辐射防护与辐射源安全基本标准（GB18871—2002）》规定，对公众年平均有效剂量限值为1mSv/年（这是指在本底辐射和必需的医疗用途之外，额外承受的辐射剂量）。

说完了关于电离辐射的一些背景知识，那我们来继续说说X射线检查。X射线检查已经有了相当长的历史，其中经历了多次的技术改革，最古老的X射线检查是胸部透视，由发射器发出的X射线透过人体，照射特制的荧光屏上，使得荧光屏显示出人体的图像。那时候还没有X射线胶片，为了看清成像的画面，图像需要在荧光屏上持续一定的时间，通常需要十几秒钟以上，就这使得受检者承受了较大的辐射量。现在我们所说的胸片全称为X射线胸部摄影，X射线透过身体，直接成像在胶片上，使得胶片成像，这个过程只需要不到半秒钟就够了。而且胶片上的图案可以长期保存，随时调阅。由于照射时间非常短，所以在各种摄影检查中，胸部透视是辐射剂量最小的。而且近年来由于技术与设备的不断改进，X射线摄影成像比以往清晰了许多，所必需使用的辐射剂量也随之越来越小。联合国原子辐射效应科学委员会在2008年的报告中指出，拍摄一次胸片，人体所承受的平均辐射剂量在1991—1996年的技术条件下大约为0.14mSv，而在1997—2007年的技术条件下约为0.07mSv。虽然由于所用设备、检查技术、受检者体型等差异，每一次检查的实际剂量存在一定的差异，但我们通过这个平均的指导水平，依然可以清楚地看到，拍摄一次胸片的辐射剂量是相当低的。相比之下，乘坐飞机连续飞行20小时，受到的辐射剂量是0.1mSv。也就是说，拍摄一次胸片所承受的辐射剂量，和乘坐飞机进行几次长途飞行是基本相当的。而这一剂量更要显著地低于每年我们由于宇宙射线、天然同位素，以及氡气的辐射总量。所以，如果每年只在常规体检时，或者是出于疾病诊断需要而偶尔拍一次胸片，我们不必担心它对身体造成损伤。

在医疗中常常使用到的CT，也是X射线透视的一种，CT的全称是X-ray computed tomography，即X射线计算机断层成像。由于CT检查需要生成三维成像，需要从不同的角度拍摄多张透视照片，所以总的辐射剂量比较高，往往比一次胸片要高几十甚至上百倍，达到约7.4mSv。这也就是CT往往只在诊断某些疾病所必需的时候才使用的原因。另外，治疗某些恶性肿瘤等会使用到的放射性治疗，也是一种医疗辐射，其剂量更大，强度更强，所以可以用来直接杀伤肿瘤细胞，同样地，也会对健康的细胞以及细胞中的遗传物质造成损伤，所以放疗只有在治疗所必需的情况下，充分衡量利弊之后才会选择使用。

在我们全身的各个系统中，生殖系统对电离辐射比较敏感，但也需要相当高的辐射剂量才会影响到我们的生殖功能。如一些科学研究认为，使用X射线进行辐射，当剂量达到150mSv的时候，男性会确切地产生暂时性不育的症状。达到2500mSv的时候，会造成女性的卵巢功能丧失。而前面所说的胸片以及CT等常规医疗检查手段是远远无法达到这种剂量的。所以无论我们是在常规体检还是为了辅助诊断疾病，只要不是密集地进行多次拍摄，一般不需要担心拍胸片会影响生育机能的问题。下表为常用的放射线检查射量。

常用的放射线检查辐射量

| | |
|---|---|
| 腹腔和骨盆CT | 0.01Sv |
| 下消化道X光片 | 0.008Sv |
| 上消化道 X光片 | 0.006Sv |
| 脊柱X光片 | 0.0015Sv |
| 手足X光片 | 0.000001Sv |
| 头部CT | 0.002Sv |
| 胸部CT | 0.007Sv |
| 胸部X光片 | 0.0001Sv |
| 口腔X光片 | 0.000005Sv |
| 女性骨密度 | 0.000001Sv |

# 哪些迹象提示慢性盆腔炎

慢性盆腔炎是育龄女性的常见病，指女性内生殖器及其周围结缔组织、盆腔腹膜的慢性炎症。常为急性盆腔炎未彻底治疗，在患者体质较差的情况下，急性盆腔炎的病程可迁延及反复发作，造成慢性盆腔炎；但也可以没有急性盆腔炎症过程，如沙眼衣原体感染所致输卵管炎。慢性盆腔炎病情较顽固，可导致月经紊乱、白带增多、腰腹疼痛及不孕等。因为慢性盆腔炎导致的输卵管阻塞不通或者通而不畅占据了女性不孕的1/3或更多。那什么原因容易导致慢性盆腔炎呢？

## 【盆腔炎最常见的表现】

慢性下腹痛：慢性炎症形成的瘢痕粘连以及盆腔充血，常引起下腹部坠胀、疼痛及腰骶部酸痛。常在劳累、长时间站立、性交后及月经前后加剧。重者影响工作。

不孕症或宫外孕输卵管粘连阻塞可致不孕和宫外孕。

急性盆腔炎后不孕发生率为20%～30%。并随着病情的发展，不孕率呈现上升趋势。

月经异常：子宫内膜炎常有白带增多、月经紊乱、经血量多、痛经，性感不快；盆腔瘀血可致经量增多；卵巢功能损害时可致月经失调。

病情严重时还会有低热，乏力，易感疲倦。生病时间较长的患者，还可出现神经衰弱症状，如精神不振、周身不适、失眠等。

## 【引起盆腔炎最常见的原因】

产后、流产后以及妇科手术后：如刮宫术、输卵管通液术、子宫输卵管造影术、宫腔镜检查、人工流产等各种对盆腔有一定损害的手术及侵入性检查，如果没有严格遵守无菌操作原则，可导致下生殖道的病菌直接被手术操作带到盆腔里，导致医源性感染。

性生活相关：盆腔炎多发生在性活跃期女性，尤其是初次性交年龄小、有多个性伴侣、性交过频以及性伴侣有性传播疾病者。经期性行为，使用不洁的月经垫、盆浴等，均可使病原体侵入而引起炎症。

下生殖道感染：下生殖道的性传播疾病，如淋病、衣原体、支原体感染可以通过下生殖道与盆腔的连接，进而导致盆腔炎症的发生。

## 【如何治疗慢性盆腔炎呢】

一般治疗：增强治疗的信心，增加营养，锻炼身体，注意劳逸结合，提高机体抵抗力。避免再次感染或者感染范围扩散。

物理疗法：温热能促进盆腔局部血液循环，改善组织营养状态，提高新陈代谢，以利于炎症吸收和消退。同时配合相关的药物治疗，可促进机体对药物的吸收和利用。常用的有短波、超短波、微波、激光、药物离子透入等。

抗菌药物治疗：规范的抗生素治疗，是急性盆腔炎治疗最重要的原则，抗菌药物的联合治疗有时并无显著疗效，但是对于年轻需保留生育功能者，或急性发作时可以应用，最好同时采用抗衣原体或支原体的药物。

手术治疗：适用于一些慢性盆腔炎患者，由于长期的炎症刺激，导致器官周围粘连，盆腔脓肿形成，抗炎药物已经不容易进入，致使病情反复发作，或者脓肿破裂造成急腹症保守治疗无效时。

# 哪些阴道分泌物异常要引起警惕

阴道分泌物，俗称白带。正常情况下女性阴道内常有少量分泌物，主要由阴道黏膜渗出物，宫颈管，子宫内膜及输卵管分泌物混合而成，称为白带。正常白带呈蛋清样或白色糊状，无腥臭味，量少。若出现白带的异常：如量多，颜色，气味，性状发生改变，多见于阴道，宫颈或内生殖器的炎症或其他病变，建议及时上医院检查明确诊断。正常阴道呈弱酸性，可以防止致病菌繁殖，如果患有滴虫性或细菌性阴道炎时，阴道的酸碱度会发生变化。

## 【异常白带可以有以下几种表现】

（1）无色透明黏性白带：与鸡蛋清相似，或稍有混浊，但是除白带增多外，很少有其他症状，这种白带多见于慢性宫颈炎、颈管炎以及应用雌激素后。

（2）豆腐渣样白带：外阴和阴道壁常覆盖一层白膜状物，擦出后露出红肿黏膜，伴有外阴瘙痒及烧灼样痛感，常见于霉菌阴道炎。

（3）水样白带：白带像淘米水一样，可持续地从患者阴道内流出。常见于宫颈癌、阴道癌、子宫肌瘤、输卵管癌。

（4）泡沫样白带：在公共浴池洗澡，或使用过公用的浴巾、浴盆后，出现灰白或灰黄色泡沫状白带，且有酸臭味，应想到是否传染上了滴虫性阴道炎。

（5）黄色白带：当患者从阴道排出大量有特殊异味的白带时，应怀疑是否有异物存在于阴道内，从而引起白带增多，严重感染。

（6）血性白带：出现此白带应警惕恶性肿瘤的可能，如宫颈癌、宫体癌、阴道肿瘤等。有些良性病变也可出现此白带，如老年性阴道炎、宫颈息肉、子宫颈糜烂等。

（7）灰色均质鱼腥味白带 阴道分泌物稀薄均质，鱼腥味，见于细菌性阴道病，伴有外阴部红肿、灼痛及尿频、尿急等。

## 【温馨提示：防止白带异常，防范是关键】

天天用温水清洗一次私处，清洗时不用洗液，并尽量用流动水冲洗。禁忌使用各种清洗液，女性频繁地冲洗阴道，特别是用洗液，乳酸杆菌就会减少，这样会破坏阴道内的微生态平衡，造成菌群失调。因为女性的阴道有自洁作用，女性的阴道上皮细胞内含有丰富的糖原，而正常女性的阴道中寄生着一种叫阴道乳酸杆菌的细菌，它能使这些糖原分解为单糖，再分解成乳酸，使阴道内环境呈酸性。那些宜于在碱性环境中生长的病原体因此会受到抑制，这就是阴道的自净作用。

不要长期使用卫生护垫，长期使用卫生护垫，不透气，由于白带分泌物较多，常使外阴部处于潮湿状态，对局部皮肤有一定的刺激，破坏阴道平衡，易造成感染。

注意月经期卫生，及时更换卫生巾，例假期间不过性生活。

注意卫生，勤换内裤，女性应每天换一次内裤，注意个人清洁，换洗内裤最好放在阳光下晾晒。只穿纯棉和宽松的内裤。

避免不洁性生活，注意性生活前后的卫生，性生活时最好选择安全套避孕，既能防止意外怀孕，又能防止性传播疾病交叉感染。

不在消毒不严的泳池内游泳，不在公共浴池洗浴，这些公共的浴池容易滋生病原微生物，免疫力差的女性极易感染炎症。

常见异常白带病症

| 各类 | 症状 | 易感染炎症 |
|---|---|---|
| 无色透明黏性白带 | 与鸡蛋清相似，或稍有混浊，但除白带增多外，很少有其他症状 | 慢性宫颈炎 |
| 治泡沫状白带 | 出现灰白或灰黄色泡沫状白带，且有臭味 | 滴虫性阴道炎 |
| 豆腐渣样白带 | 外阴和阴道壁常覆盖一白膜状物，易感染霉菌，常伴有外阴瘙痒及烧灼样疼痛感 | 霉菌性阴道炎 |
| 黄色（脓性）白带 | 阴道排出大量有特殊味的白带 | 梅菌、淋病 |
| 水样白带 | 白带乳白色、量少、无味、表明，排卵期白带量多、鸡蛋清样 | 恶性肿瘤或子宫癌、输卵管癌 |
| 血性白带 | 通常呈黏稠或脓性黏液，还伴有外阴瘙痒、或灼热不适 | 老年性阴道炎、子宫颈糜烂 |
| 黄色黏液性白带 | 黄色稀糊状、无气味，它由阴道黏膜渗出物 | 宫颈糜烂、慢性宫颈炎 |
| 白色黏液性白带 | 性状与正常相同，量增多 | 子宫内膜息肉或黏膜下肌瘤坏死 |

# 性传播疾病对生育的影响

性传播疾病是通过性行为而传播的传染性疾病的总称。包括有梅毒、淋病、软性下疳、性病淋巴肉芽肿以及非淋菌性尿道炎、阴道念珠菌病、滴虫病、尖锐湿疣等多种由衣原体、病毒、真菌等感染的疾病。性传播疾病对人体危害是多方面的，有的可直接损害生殖系统，有的虽然局部破坏并不突出，但全身性损害严重，使机体健康状况明显下降，甚至导致死亡。这些都对生育功能构成严重威胁。有的人即使怀了孕，也会引起流产、死胎、早产或娩出先天性性病患儿，严重地影响出生人口质量。而淋病未经治疗或治疗不彻底可转为慢性。女性慢性淋菌性输卵管炎可引起双侧输卵管堵塞造成永久性不孕。男性可致淋菌性附睾炎、淋菌性前列腺炎、精囊炎，这些与男性生育均有着密切的关系，可引起生育力下降，即使妻子怀孕了，也易流产、早产或死胎等。

## 【性病对生育的危害】

性病对生育的危害表现在如下两个方面。

引发宫外孕：性传播疾病中的生殖道支原体、衣原体感染，可以导致输卵管变形，管腔变得狭窄、蠕动功能不良，精子与卵子在输卵管内受精后，分裂的桑葚胚不能被顺利地送到子宫腔内，而被阻在变形狭窄的输卵管内，胚胎就会在那里不断发育，造成宫外孕。

导致不孕不育：性病中发病率较高的生殖道某些致病性支原体、衣原体感染，如果没有得到及时治疗，就有可能上行导致盆腔感染，最终导致女性输卵管粘连变形，以致输卵管闭锁，从而导致不孕不育。得了性病并不可怕，可怕的是讳疾忌医，从而耽误了治疗性病的最佳时机。大多数男性性病病人，只要及时就诊，性病是可以治愈的，一般不会影响男子的生育功能。但若不及时、正规治疗，反复感染，就可能引起前列腺炎、附睾炎、输精管炎和精囊炎，影响精液质量和精液的排出，结果造成男子不育。

## 【影响生育能力的性病】

性病不仅对身体产生诸多的不良影响，而且对优生优育也会产生令人担忧的不良影响。影响男女生育能力的性病主要是淋病、梅毒和非淋菌性尿道炎。大多数的性病患者，往往碍于颜面，不及时进行相关检查，对性病的危害性认识不足，对得了性病后必须要早期诊断、早期治疗的重要性重视不够。常常是得了性病简单治疗、甚至是简单应付，这是非常危险的。如果在带病的情况下再发生无保护性行为、继续使已有的伤害扩大，就会导致反复感染，导致生殖系统出现严重的并发症，给生育功能带来诸多的麻烦。

男性受淋球菌和衣原体感染都可累及附睾，造成炎症性附睾肿大、疼痛，同时也可有精索和输精管炎症，引起不育症。

性病所造成的女性不孕症比男性不育较为多见，未经过治疗的女性淋病和非淋菌性尿道炎，有8%～20%患者可扩散感染至子宫、输卵管和盆腔，发生炎症而引起不孕症或宫外孕，尤以淋病引起的不孕症或宫外孕更为多见。由于输卵管黏膜是具有对淋球菌高度敏感的受体，因而患淋病时常侵犯输卵管，发生炎症、粘连和阻塞而造成不孕。对患过单纯盆腔炎症性疾病的女性研究表明，有15%～20%可能患不孕症，若反复发作则使不育症的可能性增加。还有调查研究表明，不育发生率与淋病的增加成正比，淋病感染次数越多，不育发生机会也越多。宫外孕与不育症一样，随淋病增加而增加。

梅毒对生育的影响主要表现患梅毒的孕妇，可发生4个月以上的流产、早产和死产。一般认为，在妊娠18周以前，胎儿不发生梅毒感染。有人总结200多例胎儿尸体解剖的结果，在18周之前流产的胎儿没有一例感染梅毒，但随着妊娠月份的增加，胎儿感染的比例不断增高，到8个月时达高峰，并认为随着胎儿与感染母体接触时间的增加，感染的可能性也增高。

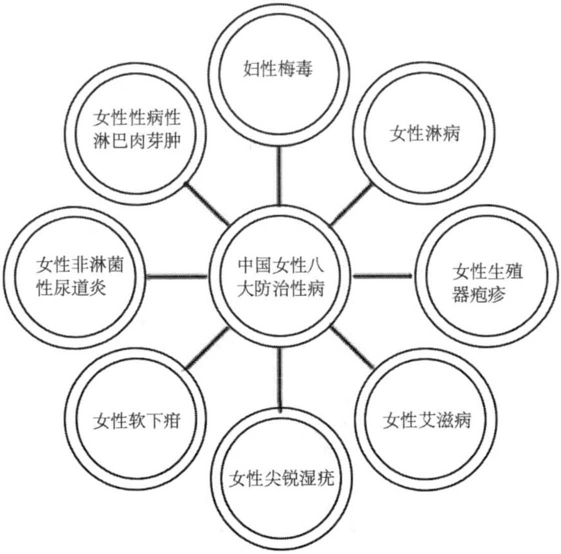

# 第四章

# 男性生育力常见认识误区

# 影响男性生育力的十个细节

要想拥有一个健康的宝宝，丈夫也必须提前了解优生优育知识，参与小家庭的“造人计划”。首先要有适当的心理准备。生育宝宝无疑会影响到之前的“二人世界”，改变许多生活方式和生活习惯。同时，也会带来身体心理的变化，经济负担增加。因此，需要调整心态，放慢生活节奏，缓解工作中压力。对生育子代不要过于紧张或焦虑，顺其自然。保持心境豁达开朗、不存疑忌、学会排解郁闷等不健康的情绪。做到“有备而生”。同时，建议准爸爸们及早评估自己的生育力，做一些必备的优生优育准备工作，尽量避免长期或过量接触可能伤害男性生育力的各种因素。合理安排膳食，增加营养。

## 【影响男性生育力的环境因素】

在我们的生活环境、工作环境中，潜伏着许许多多形形色色的危害男性生育力的“隐形杀手”。这些隐形杀手无时不在损害男性的精液质量。但是，很多因素我们并没有注意或重视，直到严重影响生育子代的时候才大吃一惊。比如下面这位吴先生。

吴先生，32岁，结婚8年，一直未采取任何避孕措施，配偶自然怀孕3次。其中自然流产1次（怀孕2月），胎停育2次（怀孕3月）。爱人30岁，多次检查未发现明显生育力异常。吴先生多次精液检查结果均提示：前向运动精子比率为13%～26%；正常形态率为0.5%～1.5%；初步诊断为重度畸弱精子症。外周血染色体核型及性激素水平都正常，Y染色体微缺失基因病理分析所检测位点无缺失，精子核蛋白成熟度分析为67.5%。体格检查无明显异常体征。仔细询问病史，发现患者从事美发美容业15年，每天都要接触染发剂、发胶，以及其他化学物质9～10小时。建议立即改变工作环境，停止接触以上化学物质，并服用药物，包括抗氧化剂、促生精药物，7个月后复查精液质量改善。1年后再次怀孕，并顺利生产一健康宝宝。

这些隐形杀手到底包括哪些呢？下面把大家有可能经常接触的严重影响精液质量的各种因素归类介绍。

（1）含有苯及其同系有机物质的化学物质，比如油漆、印刷原料、制鞋原料、香料、炸药、橡胶、绝缘材料、五金机械、电子仪表以及化工合成原料等。

（2）含有二硫化碳的物质，比如食品加工及储存、人造纤维、纺织业、制造塑料产品的弹性材料。

（3）含有二噁英类的物质，常见的有化工产品及废弃物焚烧、化工生产和金属冶炼等过程中随废气或残渣排放的微量或痕量污染物。

（4）有机农药污染的粮食、蔬菜、水果、水源等；常见的有机农药有：有机磷农药（甲胺磷、敌敌畏、马拉硫磷）、有机氯农药（DDT）、除草剂、杀虫剂（二溴氯丙烷）、有机汞农药等。食品中有机农药浓度超标是目前国内最主要、最严重的环境污染问题之一，也是导致精液质量下降、胎儿畸形率升高及胚胎停育发生的重要因素之一。

（5）医疗及卫生防疫方面上消毒剂和熏蒸剂中含的环氧乙烷。

（6）染发剂、美发剂。长期接触或使用染发剂、美发剂（发胶、冷烫精、定型摩丝）等美容产品，都可引起精液质量下降、精子畸形率升高，对胚胎也具有毒性作用。

（7）隐藏于身边的多种重金属。较常见的日用化工产业、食品加工及储存、美容护肤品等中的铅、锰、汞、锰、镉和铬等。

（8）新装修的房子及新家具可能产生的污染物，主要有苯、甲苯、二甲苯、甲醛等。一些装饰材料还具有一定的放射性。

## 【影响男性生育力的生活方式】

王先生，36岁，结婚2年，一直未采取任何避孕措施，配偶未怀孕。配偶29岁，多次检查未发现明显生育力异常。王先生3次精液检查结果均提示：前向运动精子比率为21%～23%；正常形态率为3%；初步诊断为畸弱精子症。体格检查无明显异常体征。仔细询问病史，发现王先生从事出租车运营12年，每天开车超过10小时，很少锻炼身体。建议他改变工作环境，每天锻炼1小时以上，同时使用改善精液质量的药物，6个月后复查精液质量有改善。1年后配偶怀孕，并顺利生产一健康宝宝。

从王先生的例子我们可以看出，久坐是导致他精子质量下降的主要因素。久坐也是目前最常见的不良生活习惯之一。每天久坐8小时以上，持续6个月以上者，精液质量可发生明显下降。持续24个月以上者，男性不育发病率明显升高。如果避免久坐，每天坚持有氧运动（快慢走、跑步、游泳、球类运动等）1小时并持续6个月以上，精子质量能够得到一定改善。建议职业性久坐人员（如IT、办公室工作者、司机等），每坐1小时后站起来活动10～20分钟。工休时间可以做一套广播体操。

我们对106位专职的IT工作人员进行调查。他们平均每天坐着工作10小时，平均年龄28岁。他们的精液质量普遍低于正常范围。精液质量分析结果显示，重度畸形精子症为89%，重度弱精子症92%，轻度到中度少精子症占63%。其中，39%的人计划怀孕12个月以上，爱人未能怀孕。不孕不育患病率远远高于其他人群。

除了久坐之外，还有以下不良生活方式影响精液质量。

（1）高温环境：较常见的有职业司机、厨师、锅炉工、高温泡浴及蒸桑拿等。司机除需要久坐外，发动机还产生大量热量，会阴部和睾丸周围温度明显升高，精子质量发生异常。本章节开始介绍的王先生就是个典型的例子。

（2）过度劳累、长途骑车：会阴及阴囊长时间处于挤压状态，一方面影响前列腺和精囊腺的分泌；另外一方面，睾丸处于长时间缺血状态，甚至轻微外伤。这些都能影响精液质量。

（3）频繁手淫：手淫是未婚青年和两地分居男性常见的自慰行为，但频繁手淫，可致神经衰弱、早泄、精液质量下降，或阴茎勃起功能障碍。

## 【酗酒与男性生育力有关吗】

很多人都认为，喝酒不影响精液质量。但是，大量的科学研究证实，长期酗酒不仅严重影响身体健康，也影响精液质量。有一位徐先生从21岁开始喝酒。每次饮白酒400～600毫升，基本上每日两次，连续6年左右。24岁时结婚，婚后妻子一直没有怀孕。精液检查结果提示：精子前向运动比率为3%～4%；正常形态率小于1%，诊断为极度畸精子症、重度弱精子症。体格检查发现睾丸容积变小、质地变软。建议他严格戒酒，每天锻炼1小时以上，同时建议人工助孕。接受体外受精-胚胎移植术后配偶怀孕，并顺利生产一健康宝宝。那么，酗酒到底如何影响精液质量呢？

乙醇对精子浓度、活力、正常形态率及受精能力均具有损害作用，损害程度与开始饮酒的年龄、饮酒量和持续时间密切相关。酗酒能导致酒精中毒，引起睾丸萎缩、性欲减退、精子正常形态率降低、精子浓度及总数减少。慢性酒精中毒者精子存活率低于80%，18岁以前开始饮酒造成的危害明显甚于18岁以后饮酒的成人。很多研究资料显示，长期饮酒者正常形态精子百分率明显低于不饮酒者。饮酒组无定形头精子百分率显著高于不饮酒组。

## 【吸烟与男性生育力有关吗】

科学研究证实，长期大量吸烟不仅严重影响身体健康，也影响精液质量，还与配偶自然流产、子代先天异常、儿童癌症的高发生率有关。长期吸烟者精子正常形态率与不吸烟者差异有显著性，无定形头精子百分率显著高于不吸烟者，精子的密度和活力下降。烟雾中的尼古丁等物质有降低性激素分泌和杀伤精子的作用，直接影响精子的生成。尼古丁浓度≥1毫摩/升，可显著降低精子运动能力，重度吸烟还可使阴茎动脉收缩，睾丸和附睾血流动力学改变，影响精子发生和成熟。每天吸烟21～30支者，精子的畸形率显著增高，精子存活率仅有49%；吸烟时间越长精子畸形率越高。丈夫吸烟10支以上，胎儿产前死亡率可能会增加。丈夫吸烟妻子先天性畸形胎儿出生率比不吸烟者高2.5倍。长期吸烟还可能导致雄激素分泌减少。吸烟者的睾丸超微结构显示：精原细胞、曲细精管各级生精细胞层次减少，生精上皮脱落，腔内精子出现畸形或丧失。

## 【饮食与男性生育力】

丰富的饮食可提供精子生成所必需的各种蛋白质、钙、锌、硒、磷、镁、维生素C、维生素A和维生素E等营养物质。建议每天食用新鲜的蔬菜、水果、牛奶，饮食多样化，食用量可以参考相关的营养手册。尽量不吃油炸食品、加工食品、饮料。适当补锌、硒可提高精子活力，改善精子形态，增加受精能力。含锌较丰富的食物有核桃仁、猪肝、黄豆、青菜、干海带、花生米、虾皮、墨鱼等。有文献报道食用过多的芹菜可引起精子数量减少。

## 【药物对男性生育力的影响】

（1）化疗药物：化疗药物是很多疾病尤其是肿瘤疾病治疗所必需的。但是，部分化疗药物都具有生殖毒性。目前生殖毒性比较清楚的主要有烷化剂（氮芥、环磷酰胺、美法仑、苯丁酸氮芥、白消安等），抗代谢药（羟基脲、阿糖胞苷），天然抗癌药物（羟喜树碱、常春藤碱）及其他抗癌药（格宁卫VEENAT、丙卡巴肼）。

（2）成瘾性药物：鸦片类药物（海洛因、美沙酮、吗啡）可以抑制下丘脑–垂体–性腺轴功能，导致性功能减退，精液量减少，精子密度、活力、精子形态学均明显异常。长期吸食可卡因可以抑制阴茎勃起功能。大麻也可以抑制睾丸生精功能，影响精子质量。过量的安非他明可以降低性欲。

（3）抗高血压药物：抗高血压药物对男性生殖健康有损害。大部分抗高血压药物是通过影响男子性功能而致生育力低下。

（4）精神疾病治疗药物：安定药抑制中枢神经系统的多巴胺生成，抑制下丘脑–垂体–性腺反射轴，导致性欲减低。三环类抗抑郁药物和选择性复合胺再摄取抑制剂（SSRIs）能导致勃起障碍，减低性欲。抗抑郁药及吩噻嗪都可能引起高泌乳素血症，从而抑制下丘脑分泌促性腺激素释放激素（GnRH），持续的高泌乳素水平抑制LH与睾丸的Leydig细胞结合，对生精过程产生不利影响。另一类重要的抗抑郁药即单胺氧化酶抑制剂可以导致射精和勃起功能障碍。碳酸锂抑制CNS中的多巴胺生成，使性欲减低。

（5）激素类药物：雄性激素睾酮是维持精子发生、成熟的必不可少的因素。但是，长期或大剂量使用外源性睾酮却会抑制精子生成，甚至导致不可逆的生精功能损害。抗雄性激素的药物也能干扰体内正常睾酮的生理功能，产生性欲低下、生精功能减退。切勿随意使用激素类药物。

（6）抗生素类药物：一些抗生素具有一定的生殖毒性。如：大环内酯类抗生素（螺旋霉素、新霉素、红霉素）、氨基苷类抗生素（庆大霉素）、四环素类抗生素、硝基呋喃类抗生素。

（7）免疫抑制剂：环胞素A等免疫抑制剂具有抑制精子生成、降低精液质量作用。

（8）其他药物：有资料报道，西咪替叮、秋水仙碱等也具有生殖毒性。

## 【泌尿生殖系统疾病对男性生育力的影响】

（1）前列腺炎：慢性前列腺炎是男性泌尿生殖系统常见病，与男性不育之间存在一定关系。近年来，越来越多的研究证实，慢性前列腺炎与男性不育有密切的关系。

慢性前列腺炎可通过多种途径如顶体反应、氧自由基、内分泌、自身免疫、病原菌、梗阻及神经精神系统等方面影响男性生育功能。对男性不育合并会阴部疼痛或尿道症状者，怀疑其有前列腺炎时，应详细告诉医生会阴或骨盆部疼痛性质、特点、部位和排尿异常等症状，以及治疗的经过和复发情况。

（2）弓形虫感染：弓形虫病可以引起男性不育。弓形虫（toxoplasma gondii）是一种人畜共患的寄生虫病。弓形虫在人群中不仅感染率高，而且可导致不育、不孕，其占不育人群18.15%，是一种危害人类的生物源性致病原。研究发现弓形虫速殖子对精子运动速度和运动方式有明显影响，其机制可能是弓形虫吸附于精子表面，使精子膜功能受损，精子运动阻力增大，运动速度减慢，运动方式呈锯齿形。实验研究资料显示：弓形虫感染对睾丸组织细胞周期也具有损害作用。

（3）生殖道解脲支原体（UU）感染：UU是引起前列腺和精囊感染最常见病原微生物。UU感染可影响精液液化时间、阻碍精子运动、降低精子穿卵能力，同时UU可以吸附并且遮盖顶体后区和赤道板部，妨碍精卵识别与融合，从而可以引起男性不育。精液液化不良与生殖道解脲支原体感染关系密切。

（4）沙眼衣原体感染：WHO的研究报告认为沙眼衣原体感染是引发附睾炎的常见原因。临床研究结果显示，在沙眼衣原体感染的男性不育患者中，抗精子抗体的阳性率明显高于对照组。

（5）附睾疾患：常见的附睾疾病主要是附睾炎。附睾不仅是储存精子的场所和运输精子的通道，而且，它还是精子进一步成熟、发育、获能的地方。附睾炎或其他附睾疾病不仅可能会发生精子运输通道阻塞，还会影响精子的质量和受精能力。发现阴囊肿大疼痛时，需要引起足够重视，及时就医。我们在生殖医学门诊经常发现附睾炎病人，但是，都是因为无精子症就诊。因此，错过了最佳治疗时机。

（6）隐睾：睾丸未降至阴囊内（隐睾）对男性生育力影响较大，尤其当两边睾丸都未降至阴囊，就会严重损害睾丸生精功能。对于隐睾症患者，如果在2岁之前行睾丸固定术，则睾丸生精功能的损害程度会较小。

（7）睾丸炎：睾丸炎可由多种因素导致，较常见的病因有细菌性睾丸炎、病毒性睾丸炎。一侧或双侧睾丸肿胀疼痛时，都要考虑睾丸炎可能。细菌性睾丸炎常常伴有附睾炎、输精管炎，疼痛较严重。而病毒性睾丸炎多由腮腺炎病毒、柯萨奇病毒或者其他类型的病毒引起。腮腺炎如发生在青春期前男孩，通常情况下对睾丸生精功能影响较小。如果发生在青春期之后，则可能会严重损害睾丸生精功能甚至丧失。腮腺炎性睾丸炎可能会发生睾丸逐渐萎缩（50%左右），睾丸弹性差。病理学分析显示生精细胞脱落，生精管玻璃样变性或纤维化，生精过程停滞。临床表现为畸、弱、少精子症，甚至无精子症。

## 【无精子症还能有宝宝吗】

无精子症是否就是意味着“不能再生育”？无精子症真的就是无法治疗的“绝症”吗？其实不然。只要及时、准确地诊断，结合病因施治，必要时借助现代辅助生殖技术，无精子症还是有生育机会的。

什么是无精子症呢？如果精液检查两次以上均未发现精子（需离心后检测），即可诊断为无精子症。其实，无精子症有两种情况：一种情况是睾丸真的没有产生精子，医学上称之为“非梗阻性无精子症”；另一种情况是睾丸一直在不断产生精子，只是由于睾丸、附睾、输精管等疾病导致精子不能输出，医学上称之为“梗阻性无精子症”。

临床上，我们可以通过详细的体检、分析精浆成分、检测血液中性激素水平等，初步判断无精子症属于上述哪种情况；必要时可以进行附睾穿刺或睾丸活检，做病理学分析或直接在显微镜下寻找精子，进一步确诊无精子症是梗阻性还是非梗阻性的。值得注意的是，有些病人精液常规检查提示“无精子”，但是经过离心后检测沉渣却发现有精子。这种情况称之为隐匿性精子症，不属于无精子症。

无精子症并非“绝症”。10多年前，人类辅助生殖技术尚未能达到现在水平，许多无精子症确实是“无法治疗的疾病”。但是，随着人类辅助生殖技术的不断完善和广泛应用，这些往日“无法治疗”的“绝症”都有了多种可供选择的治疗方案。

梗阻性无精子症是指由于双侧精子运输通路完全阻塞导致精液或射精后的尿液中未见精子或生精细胞。目前，对梗阻性无精子症可根据病情实施各种疏通精子输出通道的手术，比如输精管–输精管吻合术、输精管–附睾吻合术等；或采取微创手术方法获取精子，施行卵胞质内单精子注射技术（ICSI）。

非梗阻性无精子症，主要是指各种原因导致的原发性睾丸生精功能衰竭。有50%～60%的非梗阻性无精子症患者的曲细精管内有生精功能，其中部分患者可以经过促生精药物治疗、病因治疗等重新产生精子；也可以参照前述梗阻性无精子症获取精子的方法，获取精子进行ICSI。有些原因不明的非梗阻性无精子症患者，睾丸局部生精小管存在局灶性精子发生，或部分生精小管中精子发生正常。经系统的遗传学评价和遗传咨询后，可以经过促生精药物治疗重新产生精子；或使用睾丸精子进行ICSI。如果治疗失败，建议采用供精人工授精或收养孩子。

## 【年龄对男性生育力有影响吗】

随着男性年龄增长，突变或非整倍体发生率增高，精子质量（活力）下降，受孕率降低，流产率增加，出生缺陷增加。40岁以上男性生育力明显下降。研究证实，后代约有20种常染色体显性遗传疾病增加（如阿佩尔综合征、软骨发育不全、马方综合征等）和胎儿死亡增加。当父亲35岁或以上时，妻子孕早期和孕中期流产率增加。如果父亲年龄超过50岁，其妻子早期胎儿死亡增加。研究发现父亲年龄和精子DNA碎片指数频率及软骨发育不全风险密切相关。在一般情况下，较高的DNA碎片指数与低生育率和低活产率有关，并与高流产率相关。男性的年龄也与精子获得性功能突变相关，对胚胎有不利影响。

## 【性生活频率与男性生育力有关吗】

适当频率的性交不仅有利于男女双方的生理健康和心理平衡，还能改善精液质量，增加受孕机遇。但是，性交过于频繁，会使精子密度及数量减少，影响配偶受孕，而并非像有些朋友误认为的“勤耕才有收获”；当然，性交次数过少，排卵期往往会被错过，也会影响配偶受孕；另外，长时间不同房或不射精，精子活力及受精能力也会下降，并非禁欲越久精子质量越好。WHO推荐，禁欲2～7天的精液质量最能反映此阶段男性的真实生育力。建议夫妻双方要清楚排卵期，并选择合适的检测排卵的方法。精子在宫颈黏液中能够存活48小时或更长时间，卵母细胞的寿命较短，如果性生活发生在排卵之前3天之内，则女性较易受孕。如果在排卵之后进行性生活则易错过最佳受孕期。建议每周2～3次性生活较为适宜。在排卵之前2天、排卵当天进行性生活是最佳受孕机会。此外，在同房时最好不要使用润滑剂。

在生殖医学门诊曾遇到一对夫妻，婚后3年，未避孕一直未怀孕。双方都在不同的医院做了详细检查，均没有发现明显异常情况。仔细询问病史后，才发现问题所在。原来他们听说如果生娃娃困难，就应该多同房。在第1年没有怀孕后，他们坚持每周同房5次以上。在排卵期更是每天同房。了解病情后，我们建议他们按照医嘱监测排卵，指导性生活。5个排卵周期试孕后，妻子顺利怀上一个宝宝。

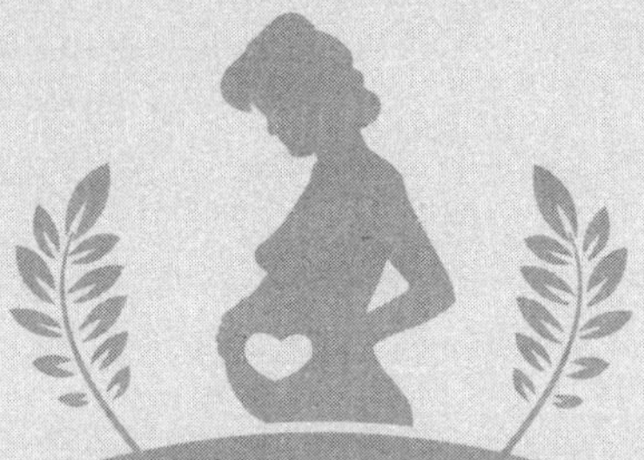

# 第五章

# 二胎生育及瘢痕妊娠

# 二胎生育的困惑

丽姐今年已经42岁了，在别人眼中，她是个事业有成家庭幸福的女性。她是单位的业务骨干，夫妻恩爱，也有1个活泼可爱的女儿，今年已经10岁了。但她一直想要再生一个，但因为她和老公都不是独生子女，所以一直没有生育指标。一直等到去年国家宣布全面放开二胎，盼星星盼月亮终于盼到了这一天，她也赶紧加入了备孕的大军里，试了大半年终于怀上了，然而在怀孕8周的时候大夫就建议她最好放弃，原来怀孕之前她就有高血压，怀孕后血压嗖嗖地往上飙，最高都到了160/110毫米汞柱，尿中也出现了蛋白，还出现了浮肿，医生告知她在孕早期已经出现重度子痫前期的症状，再往下走可能会有生命危险，丽姐考虑了半天无奈何之后终于选择了流产，那么对于准备要二胎的人群怀孕前要注意什么呢？

目前准备要二胎的人群很大一部分人都属于70后，年龄处在35岁以上，属于高龄产妇的范畴。前面的章节已经介绍过女性最佳的生育年龄为23～30岁，35岁以后，女性的卵巢功能就会出现衰退，不容易怀孕，同时胎儿染色体异常概率增加，流产或者胎儿畸形风险增加，母婴并发症风险也会随之增加。比如贫血、高血压、糖尿病、心脏病等，这些并发症严重的话会威胁到妈妈的生命安全。所以如果高龄妈妈们准备要二胎前如何有各种内外科并发症，比如高血压，糖尿病什么的，一定要到相应专科门诊做全面评估，如果医生考虑身体情况不适宜要二胎，一定不能铤而走险，毕竟身体健康最重要，如果医生考虑目前病情不稳定需要控制，一定要将身体调养好，医生觉得可以怀孕了再备孕，孕期也要严密监护，定期产检。

那么哪些准妈妈是生育二胎的高危人群呢？一般说来，上次妊娠合并严重的内外科并发症如合并心脏病、重度子痫前期、需要胰岛素控制的糖尿病、肾病、胰腺炎、特发性血小板减少性紫癜、重度贫血等；前次妊娠合并严重的妊娠期并发症如前置胎盘、胎盘早剥、胎儿宫内生长受限、妊娠期肝内胆汁淤积症、出血量大于2000毫升的产后出血等；前次妊娠为剖腹产、软产道裂伤、产后抑郁、产后切口愈合不良等。这些准妈妈一定要在备孕前充分评估，权衡利弊后再备孕。

产科医生一般建议，女性有再怀孕的意愿，至少提前3个月到医院做相关检查和评估。重点评估以下方面：

**【全身情况】**

全身情况的评估，心、肺、肝、肾功能是否适合怀孕；了解基础血压、血糖等情况。了解家族和遗传病史、既往史，夫妻双方的健康状况。

**【妇科疾病】**

生殖系统的评估，卵巢功能如何，有没有妇科系统的疾病；特别是宫颈，如果第一次生产是剖腹产，那要着重评估子宫疤痕的情况。这也是经产妇和初产妇的主要区别。

那么，头胎生完之后间隔多久就可以考虑怀第二个孩子呢？国外的很多研究认为如果间隔时间在半年之内会大大提高母儿并发症的风险如孕妇贫血、孕产妇死亡、早产等，那是不是间隔越长越好呢？研究同样表明如果间隔在3年以上会增加出生缺陷，子痫前期和难产的风险，考虑可能与孕产妇年龄增加有关。目前一般建议活产后如果35岁以下女性最好大于2年小于5年，35岁以上女性可以缩短至1年即可备孕。如果第一胎是剖腹产的话，以前观点认为生第二胎一定要间隔两年，否则容易引起子宫破裂导致生育危险。因为剖腹产后宫壁的刀口在短期愈合不佳，过早的怀孕，由于胎儿的发育使子宫不断增大，子宫壁变薄，尤其是手术切口处，使结缔组织缺乏弹力，新鲜的瘢痕在妊娠末期或分娩过程中很容易胀破，而造成腹腔大出血甚至威胁生命。虽然目前国外有观点认为剖腹产后1年即可备孕，但考虑到中国的具体国情，国内还是建议两年以上再备孕。

此外经产妇的心理状况也是一个不容忽视的问题。因为经产妇的年龄普遍要比初产妇大，所承担的事业、家庭的责任也更大。在怀孕期间，还要照顾第一个孩子，因此经产妇的情绪和心态容易受到外界的影响。所以经产妇比初产妇更容易产生焦虑、恐惧、紧张的心理，而一个良好的情绪和心态对于孕妇的重要性不言而喻。因此夫妻在决定生二胎前做好规划和充足的心理准备，在分娩前进行有效的心理护理，这样能保证胎儿和孕妇的健康。

# 当子宫瘢痕遇上妊娠

小江第一个孩子因为巨大儿做的剖腹产，现在已经3岁了，放开二胎后她备孕了半年终于怀上了宝宝，但在怀孕6周的时候出现了阴道少量出血。一开始她并没有注意，以为只是先兆流产，以为在家里休息几天就没事了，谁知道2天后晚上出现了阴道的大量出血，家人将她送到了医院急诊，超声检查提示瘢痕妊娠。医生病情交代得很重："瘢痕妊娠是胎囊着床在上次你剖腹产切口上，这里如果出血，往往会导致大量出血，一般药物无法控制，甚至需要切除子宫。"听完病情介绍后她和家人都傻了，天哪，这么危险哪，胆小的她甚至哭了起来。虽说最后做了子宫动脉栓塞，然后做了人工流产，保住了子宫，但这次手术也着实让她吃了很多苦头。

世界卫生组织建议将剖腹产率控制在15%以下，中国妇女的剖腹产比例高达40%～50%，一些医院甚至超过80%。导致这一现象的原因很多。一些女性害怕疼痛及自然分娩后的阴道松弛，她们认为剖腹产更安全、更快捷、疼痛更少，剖腹产术后身材更容易恢复，对性生活的影响也更小。有的母亲喜欢根据运势来选择孩子出生日期，而剖腹产更容易让孩子在特定的那天出生。此外紧张的医患关系让一些医生通过建议患者剖腹产来避免可能出现的医疗纠纷。所以中国的剖腹产率一直居高不下。

剖腹产的一个重要后遗症就是瘢痕妊娠的发生。

瘢痕妊娠是指有过剖腹产史的女性，在再次妊娠的时候，孕囊着床在子宫原疤痕处，常导致的阴道大量流血以及晚期的子宫破裂，是较难处理的异常妊娠。主要原因是剖腹产术后疤痕部愈合不良，留下裂隙，或患者常因不止一次的刮宫，子宫内膜受到损伤，孕卵在此裂隙或附近着床后发育长大，它不一定侵入子宫下段肌层，但将裂隙撑大，也可能由于疤痕部愈合不良的内陷，局部内膜发育不良或缺如，孕卵于此着床后在胚胎发育过程中绒毛直接侵入肌层，甚至穿透肌层。孕早期可能出现阴道出血、腹痛等症状，如果能维持至孕晚期存在胎盘植入，子宫有破裂的风险。

所以既往有过剖腹产病史的女性准备怀第二个孩子时，首先最好在前次剖腹产术后2～3年怀孕，此时瘢痕愈合处于最佳时机，其次最好先做个妇科超声评估下子宫瘢痕的情况，如果提示瘢痕处存在缺陷最好孕前做手术进行瘢痕修补，这种手术经阴道或者腹腔镜下进行都可以。如果一旦妊娠，要及时去医院做超声除外瘢痕妊娠发生，如果一旦诊断瘢痕妊娠要立即住院终止妊娠。目前由于子宫动脉栓塞技术在临床的广泛应用和医生对瘢痕妊娠处理经验的不断丰富，瘢痕妊娠处理已经有了很大进步，依据医疗技术条件、病情的轻重、分类，可有多种方案供患者和家属选择：譬如药物保守治疗，腹腔镜、宫腔镜手术、阴式手术等，已很少出现因为瘢痕妊娠切除子宫的情况。

瘢痕妊娠重在预防，剖腹产术后的女性要注意以下几点。

（1）在剖腹产之后2年内，应该特别注意安全避孕。

（2）避免重复的宫腔操作手术，如人流手术。

（3）注意个人卫生和性生活卫生，避免盆腔的感染。

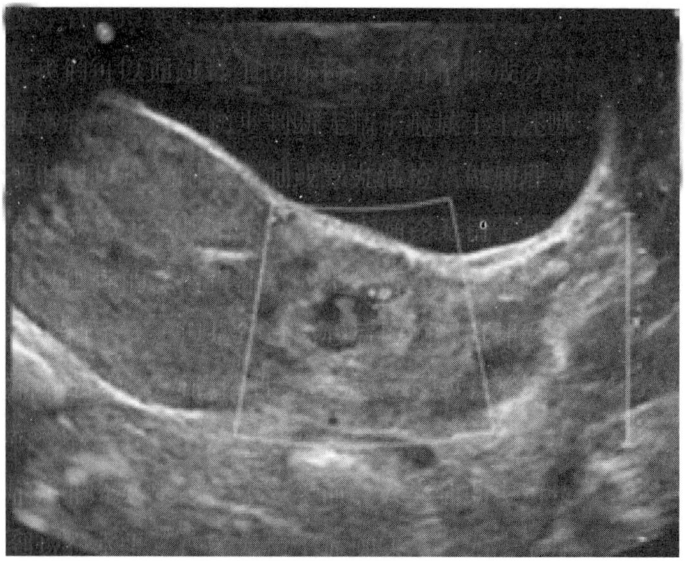

瘢痕妊娠超声图像